Diete a confronto

Digiuno intermittente

Dieta anti-infiammatoria

Dieta chetogenica
Dieta mediterranea

Dieta del metabolismo veloce

Come e perchè scegliere la giusta dieta

Debora Young

I marchi utilizzati sono senza alcun consenso, e la pubblicazione del marchio è senza autorizzazione o supporto da parte del proprietario del marchio. Tutti i marchi di fabbrica e i marchi di fabbrica all'interno di questo libro sono solo a scopo di chiarimento e sono di proprietà dei proprietari stessi, non affiliati a questo documento.

Indice

Introduzione...................8

Problemi di memoria e di apprendimento...................9

Capitolo uno: Digiuno intermittente...................11

Come bruciare le scorte di grasso...................12

Come immagazziniamo l'energia?...................13

Come viene utilizzata l'energia?...................13

Ormoni...................14

Insulina...................14

Glucagone...................15

Ormone della crescita (GH)...................15

Leptina...................16

Grelina...................16

In che modo, esattamente, vi aiuterà a bruciare grassi?...................18

Perché le diete ipocaloriche non funzionano?...................19

Il digiuno intermittente contro le diete ipocaloriche...................21

Digiuno intermittente – Il Metodo 16:8...................22

16:8 La convenzione del magro aggiunta...................23

Inizio – 3 fattori cruciali per il successo...................24

#1 Impostazione dell'obiettivo...................24

#2 Organizzazione...................25

#3 Supporto...................25

Capitolo due: Dieta anti-infiammatoria...................30

Proteine...................30

3 Tipi di Grassi...................30

Come evitare che i grassi omega-6 promuovano l'infiammazione (suggetimenti)...................32

Migliorare la qualità dei pasti 32

La dieta anti-infiammatoria in sintesi (versione senza glutine) 33

Capitolo tre: Dieta Chetogenica.................................35

Storia 35

Qual è l'idea di una dieta chetogenica? 36

Come funziona la dieta? 37

Chetodi e Chetoni 38

Cosa causa la chetosi? 39

Utilizzi della dieta chetogenica 41

Quali sono gli alimenti da evitare? 43

Zuccheri..52

Bevande 53

Capitolo quattro: Dieta del metabolismo veloce.................................54

DIETA DEL METABOLISMO VELOCE—TRE FASI DISTINTE, UNA
SETTIMANA POTENTE 55

Fase 1 – Staccare lo stress...56

Istruzioni passo passo per l'alimentazione 57

Fase 1 ESERCIZI 58

Come appare una giornata—FASE 1 64

Fase 2 – Sbloccare le scorte di grasso 65

Il miglior modo di mangiare 66

Fase 2 ESERCIZI 67

Come appare una giornata — Fase 2 71

Fase 3: Scatena il fuoco..73

Istruzioni per l'alimentazione 75

Fase 3 ESERCIZI 75

Come appare una giornata —PHASE 3 81

FASE 1 LISTA ALIMENTI (scegli bio quando possibile).....................82

FASE 2 LISTA ALIMENTI (scegliere bio quando possibile)......................85

FASE 3 LISTA ALIMENTI (scegliere bio quando possibile)......................88

Capitolo Cinque: La dieta mediterranea...............................92

Lo studio dei sette paesi 92

Studio cardiaco della dieta Lionese...93

Lo studio DART...93

Studio sulla dieta indo-mediterranea in Singh.............................93

Studio sul morbo di Alzheimer..93

Studio della sindrome metabolica 94

Cereali integrali 95

Frutta e Verdura Nuova 95

Noci 96

Fagioli (Legumi) 96

Pesce 96

Olio d'oliva 97

Perché scegliere la dieta mediterranea? 97

Perché scegliere la dieta mediterranea? 99

Il segreto della Perdita di peso...99

Abbassa il colesterolo —Metodo Naturale 100

Abbassa lo stress del sangue con la dieta e lo stile di vita 102

Nutrizione 103

Esercizio 104

Gestione dello stress..104

Smettere di fumare...105

Unire i pezzi...105

Grassi: i Buoni, i Brutti e i Cattivi..106

    I Buoni...106

    I Cattivi 106

I Brutti 106

Carenza di Omega-3: Lo scorbuto del nostro tempo 107

Amido: Semplice e complesso 108

Acqua: la fonte della gioventù 109

Prodotti della terra: succhi..109

Bevande alla frutta - Attenzione!..110

Vino, Whiskey, o Birra? 111

Latte: Amico o nemico? 112

Non rinunciare al siero di latte..113

Radicali liberi: Il risultato di una dieta e di uno stile di vita americano tossico 114

Da dove vengono gli antiossidanti e come funzionano?......................115

E le vitamine?..116

Capitolo Sei: Come e perché scegliere la dieta migliore................**118**

Domande da fare prima di scegliere una dieta..................................118

Ricerca di una dieta efficace e sicura..119

Pensa alle tue esigenze 120

Includi il PCP nei tuoi sforzi per perdere peso 121

Introduzione

Il corpo umano può essere pensato come un motore che scarica l'energia presente negli alimenti che digerisce. Questa energia viene utilizzata principalmente per il lavoro meccanico svolto dai muscoli, nei processi di secrezione, e in modo incompleto per tutti quei processi atti a mantenere la forma e le funzioni del corpo. La manifestazione della forza-lavoro è legata alla creazione di calore; la perdita di calore è controllata al fine di mantenere il livello di calore interno entro un delicato range. A differenza dei diversi modelli, in ogni caso, il corpo umano crea incessantemente prodotti semplici (catabolizzando) e complessi (anabolizzando) attraverso i nutrienti. Gli integratori alimentari sono fondamentali per la produzione di nuovo tessuto e danno l'energia prevista per le risposte sintetiche interne.

Le persone che si tengono in forma regolarmente si ispirano ad uno stile di vita equilibrato, concentrandosi sui vantaggi medici della riduzione del peso come priorità principale. Gli individui in sovrappeso e corpulenti corrono il pericolo tramite un'alimentazione scorretta, con l'avanzare dell'età, di incorrere in gravi pericoli per la salute, tra cui:

- Malattie coronariche
- Insufficienza cardiovascolare
- Arresto cardiovascolare
- Sindrome Cronica Arteriosa (SCA)
- Ipertensione
- Angina Pectoris
- Alterazione battito cardiaco
- Problemi di colesterolo (che provocano malattie coronariche)
- Aumento dei livelli di colesterolo LDL ("terribile") e di trigliceridi
- Abbassamento dei livelli utili di colesterolo HDL ("grande")
- Infarto
- Diabete di tipo 2 (i pensieri che crescono al contrario di quelli con cui si cresce vengono alla luce)

- Malattie (prostata, cistifellea, colorettale, seno, intestino e rene)
- Problemi al fegato (per esempio un ipertrofia del fegato, cirrosi epatica o un fegato grasso)
- Malattia da reflusso gastroesofageo ("Acidosi")
- Apnea del sonno (russamento e difficoltà a respirare e dormire contemporaneamente)
- Asma
- Ipoventilazione (condizione pickwickiana che può provocare una malattia coronarica)
- Dolore alle articolazioni
- Cisti biliari (nelle donne)

Problemi di coagulazione (periodi sporadici, problemi di natalità in particolare nella perdita dei cilindri neurali che porta un esteso pericolo di morte nella madre e nel bambino).

Problemi di memoria e di apprendimento

Il pericolo di accumulare una parte di queste patologie (diabete di tipo 2, dolori articolari) aumenta in generale man mano che l'individuo si appesantisce.

Il modo in cui il grasso viene fatto circolare attraverso il corpo ha conseguenze significative anche in ambito patologico. Il grasso che si raccoglie intorno alla regione centrale e alle zone dello stomaco (ad esempio, il presunto "budello di birra" o "imbottitura extra") causa più problemi medici rispetto al grasso che si raccoglie intorno ai fianchi e alle cosce. Gli uomini con stime dell'addome superiori a 40 pollici o le donne con stime dei fianchi rilevanti di 35 pollici sono più a rischio per l'incidenza del diabete di tipo 2, ipertensione, colesterolo elevato e malattia coronarica rispetto alle persone in peso-forma o a quelle che presentano solo accumuli di grasso superficiale (estetico, non sistemico).

La maggior parte dei piani salutari inizia con una dieta di dimagrimento (destinata a far avanzare la riduzione del peso) che fa il suo impatto limitando la quantità di vari tipi di alimenti che si possono mangiare. C'è un numero enorme di stili alimentari di dimagrimento. Alcuni suggeriscono una diminuzione di base dell'apporto calorico totale giornaliero, mentre altri suggeriscono una diminuzione specifica di particolari alimenti (pane e pasta, per esempio). Un'argomentazione sulle idee alimentari di base ci fa capire perché esiste questa varietà di suggerimenti.

Capitolo uno: Digiuno intermittente

A cosa allude esattamente il digiuno intermittente? Praticamente tutti conosciamo la parola digiuno. Le ragioni per cui gli individui digiunano variano da un società all'altra. Per alcuni è una pratica religiosa, il sacrificio di cibo per concentrarsi sulla preghiera. Altri non hanno una spiegazione, semplicemente non riescono a procurarsi il cibo. In passato, le persone andavano a lavorare nei campi e mangiavano solo quando riposavano.

Il digiuno intermittente non è tra le pratiche di digiuno descritte in precedenza. Non è una pratica religiosa, né è guidata dall'assenza di tempo o di cibo - è una decisione. È meglio raffigurata come una dieta che passa avanti e indietro tra i periodi di alimentazione e i periodi di digiuno, con ogni periodo che dura una misura di tempo prestabilita. Per esempio, la strategia 16:8 ha un tempo di digiuno di 16 ore e un tempo di alimentazione di 8 ore.

Si noti che è tutt'altro che una dieta, eppure è un modello alimentare. Si parla meno dei cibi che si mangiano, ma l'enfasi viene posta quando li si mangia. Questo significa che si può mangiare tutto ciò che si desidera? No. Come nella vita di tutti i giorni, riesci ad ottenere risultati solo sulla base dei tuoi investimenti e attenzioni. Mangiare in modo pulito è uno dei tre fattori che contribuiscono al successo del metodo per bruciare i grassi. Questo significa che si dovrebbe vivere di pollo e broccoli? No, ovviamente no. Siamo persone e ci piace goderci la vita, eppure, come sapete, l'equilibrio è la chiave di tutto.

È fondamentale rendersi conto che non si tratta di un programma nato da qualche parte, che farà migliorare per un certo periodo di tempo e gli effetti scompariranno gradualmente come la maggior parte dei piani di miglioramento della salute. È stato testato da tanto tempo ed è ben noto da molto tempo (indipendentemente dal fatto che lo si scopra o meno da poco). Oggi è una delle principali tendenze in materia di salute e benessere sul pianeta. È suggerito da una serie di specialisti della salute e del benessere.

Familiarizziamo con il funzionamento del digiuno intermittente nella parte che segue.

Come bruciare le scorte di grasso

Il digiuno intermittente è stato testato e visto come un incredibile strumento per bruciare i grassi e perdere peso. Ma come funziona esattamente? Prima di comprendere come funziona, è imperativo analizzare alcuni fattori chiave:

- Come il nostro corpo immagazzina energia
- Come il nostro corpo usa l'energia
- Gli ormoni in gioco in questo processo

Il corpo è in grado di immagazzinare o bruciare energia. Non esiste via di mezzo.

Non capisci cosa significa? Beh, essenzialmente nel caso in cui non si brucia il glucosio (zucchero), lo si conserva come grasso o glicogeno. Questo significa che dovresti allenarti continuamente? Risposta breve: no. Il fatto è che l'esercizio fisico costituisce solo il 10% - 15% dell'equazione della perdita di peso (ci occuperemo di questo più tardi). Il vostro corpo brucia energia in una vasta gamma di modi. Quando sei fermo e non fai letteralmente nulla, il tuo corpo usa l'energia per completare le funzioni necessarie per vivere. Questa è la cosa a cui RMR o BMR allude. Tuttavia, anche se le vostre cellule possono utilizzare il glucosio e bruciare energia, gli eccessi vengono immagazzinati. Questo conta come un immagazzinamento.

Aspetta! Nel caso in cui dovessimo bruciare o conservare, la logica imporrebbe non tanto cibo, ma piuttosto più esercizio fisico equivale a perdita di peso. Sembra essere una cosa semplice, vero? Nel caso in cui stiate leggendo questo, avete senza dubbio tentato in questo modo senza alcun beneficio. O si ottengono risultati iniziali che tendono a svanire, oppure si ritorna nella condizione iniziale quando si torna al proprio tipico stile di vita.

Alla luce di tutto questo, come mi metterei in forma? Per mostrare i segni del miglioramento, dobbiamo capire due principi fondamentali:

1. Come il glucosio (zucchero) viene bruciato, immagazzinato o utilizzato per l'energia.

2. Il lavoro ormonale in questa procedura.

Come immagazziniamo l'energia?

Il corpo immagazzina energia in due modi diversi: grasso e glicogeno.

Il cibo è separato in una vasta gamma di macro vitamine attraverso la digestione. Queste macro vitamine vengono inserite nel sistema circolatorio e spostate attraverso il corpo verso le nostre cellule per essere utilizzate per diverse funzioni. Per esempio, i carboidrati sono separati in glucosio (zucchero), bruciati dal sistema circolatorio e inviati alle cellule per essere utilizzati come energia. Se c'è un eccesso di glucosio nel sistema circolatorio (glucosio alto), esso viene immagazzinato come glicogeno attraverso una procedura chiamata Glicogenesi. Il corpo può purtroppo immagazzinare una quantità limitata di glicogeno. Quando queste riserve sono piene, il glucosio in eccesso viene immagazzinato come grasso attraverso una procedura chiamata Lipogenesi.

Come viene utilizzata l'energia?

Quando le nostre cellule hanno bisogno di più energia di quella che il sistema circolatorio può dare (a basso contenuto di glucosio) il glicogeno viene trasformato in glucosio attraverso una procedura chiamata glicogenolisi. Le nostre riserve di glicogeno vengono gradualmente diluite per riportare i nostri livelli di glucosio alla normalità. Quando queste riserve non sono riempite, il grasso viene scomposto per produrre energia in una procedura chiamata lipolisi. In questo modo, stiamo bruciando i grassi!

Riepilogo

- Il glucosio in eccesso sarà trasformato in glicogeno per la conservazione, attivato dall'alto contenuto di glucosio
- Una volta che le riserve di glicogeno sono piene, il glucosio in eccesso si trasforma in grasso per la conservazione
- Quando i livelli di glucosio si abbassano, il glicogeno viene trasformato in glucosio e aggiunto al sistema circolatorio
- Quando le riserve di glicogeno si esauriscono, il grasso si scinde e viene rilasciato nel sistema circolatorio per l'energia

Ora, se avete un'idea di come e perché il corpo usa e immagazzina energia, diamo un'occhiata ad alcuni ormoni chiave che controllano questa procedura.

Ormoni

Di solito connessi con l'umore, anche gli ormoni assumono un ruolo importante nella capacità di mettersi in forma. La loro secrezione da diversi organi viene attivata per una vasta gamma di motivi. Ad esempio, l'insulina viene rilasciata dal pancreas quando i livelli di glucosio aumentano. Ci occuperemo degli ormoni chiave su cui dovete concentrarvi per quanto riguarda la perdita di peso.

Insulina

Innesco: Prodotto quando il glucosio sale

Obiettivo: Ridurre il glucosio

Azione: L'insulina aiuta a trasportare il glucosio nelle cellule per ottenere energia. Gli eccessi saranno portati al fegato, dove l'insulina stimolerà il fegato per iniziare a produrre glicogeno.

Nota: quando si mangia, il glucosio aumenta. Questa salita innescherà un rilascio di insulina. Questo è normale e importante! Ciononostante, il fatto di mangiare in modo costante e di brucare inutilmente gli amidi, implica che si verifichino dei picchi di glucosio costanti nell'aumento dell'emissione di insulina. Poiché una delle funzioni di base dell'insulina è la promozione della conservazione, avere questa cattiva ragazza nel tuo sistema circolatorio implica che sei in una situazione di conservazione. Se procediamo con questo corso per un periodo di tempo considerevole, creeremo quella che viene chiamata insulino-resistenza. Questo implica che l'insulina non funziona con successo in quanto il nostro corpo ha sviluppato un grado di immunità ad essa. Ora, l'insulina extra deve essere rilasciata per tentare di combattere i livelli di glucosio elevati. Con questa insulina extra nel sistema circolatorio il vostro corpo sarà in sovraccarico conservativo, provocando nel fegato la produzione di glicogeno e grasso più velocemente che in qualsiasi altro momento!

Glucagone

Innesco: Rilasciato quando il glucosio scende

Obiettivo: Aumentare il glucosio

Azione: Il glucagone stimola il fegato a ridurre il glicogeno in glucosio per il sistema circolatorio. Il glucagone ha inoltre un impatto nella stimolazione del tessuto adiposo, abbattendo le riserve di grasso per il sistema circolatorio.

Nota: Come si notare, il glucagone fa qualcosa di contrario all'insulina. Avere questo cattivo ragazzo nel vostro sistema circolatorio permetterà al vostro corpo di bruciare energia.

Ormone della crescita (GH)

Innesco: Il rilascio di GH è limitato da due diversi ormoni. Per mantenere le cose semplici, li lasceremo anonimi per ora. Dal punto di vista della perdita di peso in relazione al digiuno, tutto quello che dovete sapere è che il GH può essere attivato da un riposo soddisfacente (approfondiremo in seguito), esercizio fisico e bassi livelli di glucosio.

Obiettivo: agisce su numerosi aspetti. Ad esempio, da bambino il GH aiuta lo sviluppo delle ossa (altezza), ma da adulto non accade più. Per mantenere il confronto con la perdita di peso, il GH controlla il basso livello di glucosio scomponendo il grasso. Inoltre, esso stimola la crescita di massa magra.

Azione: Per aiutare a controllare i bassi livelli di glucosio, il GH rinvigorisce il tessuto adiposo per separare il grasso immagazzinato per il sistema circolatorio. Nel caso stiate affrontando un percorso di perdita di peso, è necessario produrne di più.

Nota: Secondo la Società di Endocrinologia, quando il cervelletto rileva fattori di crescita insulino-simili a quelli dell'insulina, oltre il livello massimo di GH nel corpo, inibisce il rilascio di GH. La diagnosi di sovrapproduzione di GH è attuata dando a un individuo una bevanda dolce. Questo dovrebbe aiutare i livelli di GH a diminuire. Come influisce sulla perdita di peso? Beh, alti livelli di glucosio inibiscono il rilascio di HGH. Questo implica un uso elevato di amidi e gli alimenti dolci non solo vi daranno un alto livello di glucosio, ma inibiranno il rilascio di GH, il che significa che questo ormone non stimolerà il tessuto adiposo a rompere il grasso immagazzinato. Inoltre implica che il GH non sarebbe nel sistema per stimolare lo sviluppo muscolare e lo spessore osseo.

Leptina

Innesco: Viene rilasciato dalle cellule di grasso. Più cellule di grasso si hanno, più leptina viene rilasciata.

Obiettivo: bilanciare il peso attraverso la regolazione dell'appetito, della sazietà e della fame.

Azione: I livelli di leptina si identificano con la quantità di muscoli rispetto al grasso. Più alta sarà la percentuale muscolare rispetto a quella di grasso, più leptina sarà presente nel sistema circolatorio. Più bassa sarà la percentuale muscolare rispetto al grasso, meno leptina sarà presente nel sistema circolatorio.

Nota: Quando ci si mette in forma, il calo del muscolo rispetto al grasso provoca un calo dei livelli di leptina. Questo si traduce in un aumento della fame. Capire questo ci aiuterà a capire perché diventare più in forma vi fa sentire come se aveste bisogno di mangiare un cavallo! Come l'insulina, il corpo può creare resistenza alla leptina. Quando si è in sovrappeso, le quantità extra di leptina nel sistema circolatorio possono far sì che il corpo produca un'immunità, il che significa che anche se si otterrà un altissimo rapporto muscolo-grasso, la leptina non funziona con successo per soffocare la fame. Questo può stimolare l'eccesso di fame e l'entità intermittente degli ormoni precedentemente citati.

Grelina

Innesco: Conosciuto come l'ormone del desiderio, i livelli di grelina nel sangue non aumentano molto prima di mangiare. La pianificazione di questo aumento corrisponde al vostro tipico programma alimentare.

Obiettivo: è responsabile di molti processi ma per mantenere l'argomentazione basilare basta sapere che è fondamentale per aumentare la fame prima dei pasti e diminuirla una volta finiti.

Azione: Agisce sul centro nervoso facendo aumentare la fame

Note: la grelina salirà in connessione con il vostro tipico piano alimentare, ma la cosa intrigante è che si presenta a ondate. Il dottor Fung ha scoperto che per un lungo periodo di tempo senza cibo (digiuno) i livelli di grelina diminuiscono davvero molto e la fame si riduce sensibilmente. Vi siete mai sentiti affamati prima di pranzo ma comunque troppo occupati per pensare di mangiare? Poi, una volta iniziato a mangiare non eri più stanco? Se non si tiene conto della fame, passa. In opposizione al pensiero tradizionale, il desiderio non crescerà esponenzialmente. In realtà passerà. Dopo un po' di tempo, la secrezione di grelina diventerà meno incessante o cambierà in relazione al nuovo piano alimentare. Inoltre, questo è stato testato per aiutare a fermare il desiderio di zucchero.

Lista

- L'insulina è un ormone funzionale responsabile della riduzione del glucosio elevato
- L'insulina stimola l'accumulo di grasso
- Il glucagone ha una funzione ormonale di lisi (bruciare grassi), responsabile dell'aumento del glucosio
- Il glucagone stimola la degradazione del grasso immagazzinato
- L'ormone umano della crescita o GH stimola la massa muscolare, lo spessore osseo e la ripartizione del grasso di deposito
- Il GH è un ormone della combustione lipidica (tra le varie funzioni) responsabile dell'aumento del glucosio basso
- Il GH è inibito dall'insulina, dall'alto contenuto di glucosio e dal consumo di zuccheri
- La leptina inibisce la fame
- Più rapporto tra muscoli e grasso si ha, più leptina viene prodotta
- Elevate misure di leptina possono causare un'opposizione significativa anche se si ha un alto rapporto muscolo-grasso, si può comunque sentire fame e mangiare troppo
- La grelina fa gestisce la fame

- Mangiare può far aumentare la grelina e farti venire fame
- La liberazione di grelina diminuisce nell'unità di tempo indipendentemente dalla fame
- Ignora la fame abbastanza a lungo e svanirà

In che modo, esattamente, vi aiuterà a bruciare grassi?

Con l'avanzare del digiuno programmato:

1. Si abbasseranno i livelli di insulina perché non c'è cibo che ne stimola la produzione. Ciò implica che l'insulina non stimolerà il fegato per immagazzinare glicogeno e grassi

2. Si riduce il glucosio facendo scattare l'arrivo del glucagone e del GH. Questi ormoni faranno avanzare la degradazione del glicogeno e delle riserve di grasso, per aumentare il glucosio e l'energia

3. La ripartizione dei grassi per l'apporto energetico promuoverà la combustione dei grassi

4. L'aumento dei livelli di GH aiuterà a sostenere il muscolo durante la procedura combustione dei grassi

5. Il basso rapporto muscolo-grasso aiuta a combattere l'opposizione della leptina

6. Inibisce gradualmente l'emissione di grelina che fermerà la fame, la brama di zucchero e il desiderio di indulgere

Il tuo periodo di alimentazione sta per iniziare:

1. Armonizza il corpo con integrazioni indispensabili

2. Mantieniti razionale poiché la vita è breve e il cibo è meraviglioso!

Idealmente si può vedere che è a causa della sicura disomogeneità ormonale che non si ottengono i risultati ricercati. Per bruciare i grassi, dovremmo inizialmente bruciare il glicogeno. I fattori come l'aumento costante dell'insulina o l'opposizione all'insulina influenzano intensamente la nostra funzione di sfruttare il grasso di riserva. Questo è il motivo per cui spesso si ottengono scarsi risultati, indipendentemente dall'impegno profuso. Se questi ormoni chiave non vengono stimolati in modo adeguato, si finisce per inseguire una meta irraggiungibile.

Perché le diete ipocaloriche non funzionano?

Hai mai provato a ridurre le calorie per dimagrire? Ha funzionato a lungo termine? Saresti in grado di mantenere il peso che hai perso? Nel caso in cui stiate esaminando questo libro, penso che non è così, e non sei l'unico. Le informazioni dal Regno Unito mostrano che 1 su 124 donne obese ottiene risultati utilizzando questa strategia, il che significa che le regole alimentari che alcuni esperti stanno seguendo hanno un tasso di successo del 99,5%. Un rapido sguardo a ciò che è accaduto ai concorrenti nel progetto televisivo di successo "The Biggest Loser" dovrebbe essere sufficiente a scoraggiarti ad intraprendere questa strategia. Questo show è un caso esemplare del perché muoversi di più e mangiare di meno funziona per il momento, se non altro. C'è una spiegazione per il fatto che ci sono a malapena dei programmi di ritrovo. Allora perché i piani a basso contenuto calorico sono imperfetti?

Un esame su 14 candidati riguardo il loro più alto dimagrimento mostra alcuni risultati inquietanti sei anni dopo che la registrazione si fosse conclusa. I risultati sottostanti sono stati sorprendenti, tuttavia, come l'esame è appurato, sono stati risultati momentanei. Quelli che seguono sono le conseguenze di una parte dei fattori testati.

Peso

- Peso medio prima della registrazione: 328 libbre/148 kg
- Peso medio dopo 30 settimane di show: 199 lb/90 kg
- Peso medio sei anni dopo l'ultima puntata: 290 libbre/131 kg

Come dovrebbe essere ovvio, gli sfidanti hanno perso una quantità mostruosa di peso durante le riprese, ma hanno cercato di mantenere la perdita di peso per un periodo di tempo importante.

Uno dei 14 che ha partecipato all'esame ha capito come mantenere il peso. Si tratta di una percentuale di insuccesso superiore al 95%! E perché mai?

Guardate i risultati sotto l'indicatore del tasso metabolico a riposo dei concorrenti (RMR).

Tasso Metabolico a Riposo (RMR)

RMR rispecchia la misura dell'energia o delle calorie che il corpo brucia per rimanere in vita.

In alcuni punti questo è stimato in BMR o tasso metabolico basale.

RMR è responsabile di circa il 70% dell'intera digestione, che è la ragione per cui i risultati sottostanti sono sbalorditivi.

- RMR medio prima delle riprese: 2.607 kcal bruciate al giorno.
- RMR medio dopo 30 settimane di esposizione: 1.996 kcal bruciate al giorno.
- RMR medio sei anni dopo l'ultima puntata: 1.903 kcal bruciate al giorno.

Come dovrebbe essere ovvio, anche se gli speranzosi hanno rimesso circa il 70% del loro peso di base, le loro RMR non sono tornate ai loro livelli di pre-dieta. Sono rimasti circa 700 calorie al giorno! In questo modo, per perdere una simile misura di peso una seconda volta i concorrenti avrebbero bisogno di mangiare 700 calorie in meno rispetto a quanto hanno fatto nello show. Considerando che la prima dieta comprende 1200 - 1500 calorie con un'ora e mezza di attività fisica per sei giorni alla settimana. Questo sarebbe quasi inimmaginabile.

Allora perché i concorrenti presentano un RMR stabile fisso sul valore riscontrato con il loro peso più basso?

Regolazione metabolica

Ho fatto riferimento al BMR (tasso metabolico basale) e RMR (tasso metabolico a riposo) prima. Entrambi alludono a quanta energia (calorie) il vostro corpo utilizza per vivere senza attività, e costituiscono generalmente il 70% di tutta la vostra digestione. Quando si è seduti in carenza calorica, i livelli di BMR/RMR scenderanno gradualmente quando il corpo entrerà in condizione di fame, il che significa che brucerà meno calorie. In sostanza, la digestione si riduce. Questa è una risposta importante in caso di fame. Il corpo non vorrebbe usare la sua energia di riserva, e normalmente usa l'energia che gli si dona con parsimonia. Questo non è utile quando l'obiettivo da raggiungere non è ragionevole. Quando si iniziano a bruciare meno calorie in questo modo e aumentare l'attività fisica, si otterranno comunemente solo risultati verso l'inizio, prima che la digestione del corpo si modifichi per l'assenza di cibo. Quando si altera, i risultati diventano stantii e a intermittenza, inevitabilmente gli individui delusi si arrendono e tutto il peso ritorna come prima. Nel caso in cui siate fortunati il vostro RMR/BMR salirà con l'aumento di peso, garantendovi il recupero di ciò che avete perso, tuttavia l'altalenante rapporto di assunzione del cibo potrebbe indurre una digestione più bassa, il che significa che dovrete lottare per essere più in forma e potrebbe anche finire per diventare il più pesante che siete stati in qualsiasi momento!

D'altronde, se mangiare troppo poco succede lo stesso, stai presumibilmente considerando come non mangiare affatto per un periodo di tempo indefinito potrebbe essere meglio, giusto? Continuate ad approfondire per capire il motivo.

Il digiuno intermittente contro le diete ipocaloriche

A basso contenuto calorico si sfruttano essenzialmente meno carboidrati non causando non causando gli aggiustamenti ormonali causati dal digiuno. Ricordate gli ormoni di cui abbiamo parlato prima? Sono la chiave per la perdita di peso e per la vostra salvezza. Ricordate come abbiamo bisogno dell'aiuto degli ormoni, per esempio, glucagone e GH per stimolare il fegato e le cellule di grasso per liberare l'energia di riserva? Come ci rendiamo conto attualmente che sono attivati da bassi livelli di glucosio. Questo viene sviluppato durante il periodo di digiuno. Diversi ormoni a cui non ho fatto riferimento per esemplificazione sono inoltre stimolati durante questa fase di digestione per prevenire le disfunzioni digestive, in relazione con i dimagrimenti a basso contenuto calorico. Un regime ipocalorico si astiene dal cibo nonostante tutto sia ottenuto da esso, così ogni volta che mangiamo i nostri livelli di glucosio aumentano innescando... l'insulina! Come sapete attualmente, l'insulina è un ormone funzionale. Quindi, anche se nutrirti di poche calorie la digestione ridotta aumenta per immagazzinare il grasso. Niente uccide il GH come gli alti livelli di glucosio e l'insulina che rovina la vostra opportunità di mantenere la muscolatura.

Riepilogo

- Un regime ipocalorico riducendo il cibo spazzatura potrebbe demolire la vostra digestione rendendo possibile una perdita di peso impensabile
- La perdita di peso mantenibile dipende fortemente dalla regolazione ormonale
- Il digiuno stimola gli ormoni chiave per il mantenimento della digestione, la salvaguardia dei muscoli e la combustione dei grassi.

Digiuno intermittente – Il Metodo 16:8

Ci sono varie strategie per praticarlo. Ciononostante, hanno tutte una somiglianza; tutte incorporano un periodo di alimentazione e un periodo di digiuno.

• Periodo di digiuno - si differenzia per la lunghezza del tempo nelle diverse strategie. Durante questo tempo, o non si mangia nulla o si mangia a zero calorie.

• Periodo di alimentazione - cambia anche la durata in ogni tecnica. Durante questo periodo si può mangiare tutto ciò che si desidera con una certa moderazione per evitare il sovraccarico. È prudente mangiare "normalmente" e non come se si volesse recuperare la fame sentita nel digiuno. Alcune tecniche come The Warrior Diet possono richiedere che si mangi cibo in un ordine specifico.

Prima di guardare alla tecnica del 16:8, è indispensabile ricordare che il digiuno intermittente non è per tutti. Di seguito elencati esempi di persone che dovrebbero evitare questo tipo di dieta:

- Persone sotto il 18° anno di età

- Persone diabetiche (tipo 1 e 2) senza un consulto medico

- Mamme in gravidanza e allattamento

- Persone con problemi alimentari

- Persone con basso rapporto muscolo-grasso

- Persone con alti livelli di cortisolo

Attenzione: Prima di adottare una dieta, un programma di esercizio fisico o di cambiare le vostre abitudini tipiche, dovreste consultare uno specialista o un'altra figura competente.

Fate attenzione, gente!

Consideriamo la strategia 16:8 in modo specifico.

16:8 La convenzione del magro aggiunta

Come suggerisce il nome, questa strategia è suddivisa in due periodi: un periodo di digiuno di 16 ore e un particolare periodo di 8 ore per alimentarsi. È importante mantenere il tuo periodo di alimentazione costante. Questo implica che non si può scegliere di mangiare dalle 8 del mattino alle 16 di pomeriggio per poi spostare l'intervallo di alimentazione dalle 8 del pomeriggio alle 4 del giorno successivo. Questo serve a stabilire un orario che sia semplice per il vostro corpo da regolare e semplice da seguire. È remunerativo che la grelina, l'ormone dell'appetito, venga rilasciato in relazione al vostro progetto alimentare? Cambiare continuamente il tuo piano alimentare potrebbe lasciarti costantemente affamato e vanificherebbe tutto a causa degli ormoni a cui abbiamo fatto riferimento.

Si dice che questa strategia sia sempre più ragionevole e più semplice da seguire, in quanto non si è costretti a stare a lungo senza cibo, e può senza dubbio inserirsi nella vita quotidiana di molte persone. Per esempio, un normale individuo dorme per otto ore. È sufficiente digiunare per 8 ore in più mentre si svegli, il che fa sì che il periodo di digiuno sembri più breve.

Per esempio, se la vostra ultima festa si è svolta fino alle 22, digiunate fino alle 14 del giorno dopo. Alcuni di voi dormiranno fino a quell'ora, mentre altri saranno occupati al lavoro - non avrete tempo per pensare alla fame. Questa tecnica è ben nota in quanto permette di mangiare con la famiglia o con gli amici prima che si chiuda la finestra di alimentazione.

Nota: alcune ricerche propongono che mangiare tardi verso sera produce picchi di insulina più alti che durante il giorno influenzando la qualità del riposo e facendo avanzare l'immagazzinamento energetico.

Inizio – 3 fattori cruciali per il successo

#1 Impostazione dell'obiettivo

Vi suggerisco di allontanarvi da ciò che dovete realizzare. Obiettivi confusi come stare "in forma", "in salute" o "perdere qualche chilo" non basteranno a risolvere i problemi. Avete bisogno di una programmazione inequivocabile prima di iniziare, altrimenti con ogni probabilità vi fermerete. Quando istruisco i clienti, consiglio loro di pensare a 3 fattori.

Cosa vorresti saper fare che attualmente non puoi fare:

- 30 Giorni
- 90 Giorni
- 12 Mesi

A cosa vorresti assomigliare:

- 30 Giorni
- 90 Giorni
- 12 Mesi

Come ti piacerebbe sentirti:

- 30 Giorni
- 90 Giorni

- 12 Mesi

Dopo aver chiarito questo punto, spiego loro perché hanno bisogno di queste cose e cosa pensano sarebbe straordinario se in qualche modo riuscissero a raggiungere questi obiettivi. Questo vi permetterà di riconoscere ciò che è veramente essenziale per voi. Anche se le opportunità di raggiungere i nostri obiettivi derivano dall'esterno, alla fine della giornata dovrebbero essere applicabili a voi stessi. Esaminate le vostre informazioni e stabilite un:

- Obiettivo di 30 giorni
- Obiettivo di 90 giorni
- Obiettivo di 12 mesi

#2 Organizzazione

Valuta il tuo calendario! Osservo spesso persone che scelgono una finestra per mangiare solo per scoprire che non hanno la possibilità di mangiare durante questo periodo. Non è un buon inizio! Valutate anche dove si può lottare per non cedere alla fame. Ad esempio, nel caso in cui siate dei mangiatori stanchi, è molto probabile che non abbiate il buon senso di impostare la finestra di digiuno durante la parte più lenta della giornata. Se cenare con la vostra famiglia è un'abitudine, allora prendete in considerazione questo aspetto per la vostra finestra di alimentazione. Siate furbi mentre scegliete la vostra finestra per prendervi cura di voi stessi. Rendete questa procedura tanto semplice quanto funzionale per voi stessi.

#3 Supporto

È essenziale circondarsi di persone positive che si trovano in una condizione simile. Diventerà dura e, a volte, sarà necessario fermarsi. Avere altri che vi aiutino è fondamentale per progredire e potrebbe fare la differenza tra l'arrendersi o continuare la battaglia!

Fattore 1: Dieta e Nutrizione

Come probabilmente sapete, il cibo assume un ruolo importante in qualsiasi progetto di salute e benessere. Il fatto è che ci rendiamo conto regolarmente di cosa mangiare! Vi rendete conto che le verdure sono salutari per voi, la carne ha proteine, e molto probabilmente vi rendete conto che il cibo manipolato è comunemente un male. Non vi consiglierò la solita vecchia abitudine di stare lontani dal pane, dalla pasta, dalla tiritera di yakkity yak che avete sentito centinaia di volte. Indipendentemente da ciò, parleremo di due elettroliti di base cruciali per la vostra perdita di peso, su cui le persone sono normalmente carenti proprio come il numero di grassi, proteine e carboidrati che dovrebbero assumere per i migliori risultati.

Nota: in primo luogo concentratevi semplicemente sull'acclimatazione alla vostra finestra. Otterrete risultati rapidi. Quando si è abituati allo stile di vita 16:8, si procede con l'ulteriore progressione per ottenere risultati extra.

Grassi, Carboidrati e Proteine

Come già detto in precedenza, lo scopo del metodo è quello di bruciare i depositi di glicogeno costringendo il corpo a utilizzare il grasso. Dopo un po' di tempo l'obiettivo è quello di abituare il nostro corpo a bruciare i grassi come fonte di carburante essenziale per mantenersi snelli durante tutto l'anno. L'approccio migliore per fare questo è quello di limitare i carboidrati e aumentare l'uso di grassi. È importante che le proteine siano mantenute a un livello moderato, poiché un eccesso di proteine può essere trasformato in glucosio e immagazzinato dal corpo come glicogeno. Di seguito sono riportati alcuni esempi di macro normali. Ho bisogno di specificare che non è necessario essere in Cheto o seguire una dieta chetogenica per ottenere risultati. Fate sempre attenzione a farvi consigliare dal vostro medico di base prima di cambiare la vostra dieta.

Linee guida sulle proteine

Un tipico passo falso quando si cerca di mettersi in forma è mangiare molte proteine. Come già detto in precedenza, proteine in abbondanza possono essere trasformate in glucosio (zucchero) e immagazzinate come glicogeno. A causa della differenza nucleotidica, il glucosio non può essere convertito in proteine. Utilizzate le informazioni ottenute per accertarvi del vostro fabbisogno proteico in funzione del vostro obiettivo.

Perdita di peso = 0,36g - 0,7g per libbra di peso corporeo. Modello di studio: Mandy pesa 198 libbre ma ha un peso obiettivo di 174 libbre.

0.36 x 174 = 62.64

0.70 x 174 = 121.8

L'apporto ottimale di proteine di Mandy ogni giorno è tra 62g e 122g.

Mandy ora si assicurerebbe di avere 62g di proteine ogni giorno per salvaguardare il tasso di massa muscolare, ma mangerebbe quasi 122g ogni giorno per evitare che le proteine si trasformino in glucosio.

Massa = 1,5g - 2g per libbra di peso corporeo. Modello di studio: John pesa 165 libbre ma ha un peso obiettivo di 200 libbre. 1,5 x 165 = 247,5.

2 x 165 = 330

L'apporto ottimale di proteine di John ogni giorno sarà tra 247g e 330g.

John sta senza dubbio andando a richiedere integratori per raggiungere l'apporto proteico che non riuscirebbe a raggiungere tramite il cibo solito, essendo il una quantità molto elevata di proteine. Mentre la massa, è regolare per il rapporto muscolo-grasso per aumentare ancora una volta è necessario che il peso obiettivo sia raggiunto tramite una fase di taglio conformata.

Linee guida sull'amido

Il calcolo degli zuccheri può essere discutibile, in quanto varia da individuo a individuo. Ecco alcune regole da seguire.

Cheto =30g o meno ogni giorno.

Questi dovrebbero provenire prevalentemente da vegetali. Questa tecnica è uno standard preso dalla dieta chetogenica.

Livello combattente = 100g o meno ogni giorno.

Questi dovrebbero provenire prevalentemente da verdure a foglia e da amidi sani e sicuri. Questa regola è conveniente se si è raggiunto un certo livello.

Allievo = Eliminare gli zuccheri raffinati.

Invece di concentrarsi sui macro, l'attenzione del novizio dovrebbe essere rivolta a eliminare gli zuccheri raffinati e a unire gli amidi sani.

Amidi sicuri

Sono resistenti all'assorbimento e funzionano come una fibra dissolvibile. Essi aiutano ad abbassare i livelli di zucchero nel sangue e l'ostruzione dell'insulina oltre ad altre cose. Queste sono strategie da preferire rispetto alle tradizionali decisioni sull'amido.

Modelli di studio:

Igname e patate dolci, piuttosto che patate d'Avena e avena

Riso cotto e raffreddato, piuttosto che riso caldo, banane verdi o altra frutta

Linee guida per i grassi

Alcune persone, nonostante tutto, pensano che sia difficile capire che divorare il grasso non porta a "ingrassare".

Come scopre Nina Teicholz nel suo libro The Big Fat Surprise, lo sviluppo a basso contenuto di grassi è carico di inganni e di un'oscura convinzione razionale.

Se avete bisogno di bruciare i grassi come combustibile per ottenere una perdita di peso duratura, dovreste occuparvi di mangiare più grassi di quelli che potreste pensare di dover mangiare in un regime alimentare salutare.

Non sto dicendo che hai bisogno di andare in cheto, tuttavia un'assunzione costante di grassi saturi (sì, hai letto bene) permetterà al vostro corpo di inziare a bruciare i grassi come combustibile.

Evitare i grassi artificiali e gli oli idrogenati

In parte gli oli idrogenati contengono grassi artificiali. I grassi artificiali provocano un gran numero di problemi medici, tra cui l'aumento del colesterolo LDL ("cattivo").

Mangiare grassi saturi

I grassi completamente idrogenati diventano grassi saturi. La distinzione? Non contengono grassi artificiali. Se rimane stabile a temperatura ambiente è tendente ad accettare i suoi grassi saturi.

Esempi di grassi sani

- Avocado
- Pesce grasso
- Olio extra vergine di oliva
- Olio di cocco
- Yogurt intero grasso
- Noccioline
- Uova intere
- Formaggio

Capitolo due: Dieta anti-infiammatoria

Proteine

Un ottimo modo per garantire il mantenimento del corretto equilibrio tra gli apporti nutritivi e i livelli di glucosio sufficienti è mangiare un quantitativo corretto di proteine. Numerosi analisti ritengono che le fonti proteiche naturali siano le più redditizie perché aiutano ad evitare la somministrazione indesiderata di pesticidi, ormoni e agenti anti-patogeni che potrebbero essere aggiunti alla carne. Il manzo naturale è inoltre suggerito con un po' di moderazione (1-2 pezzi per ogni settimana), proprio come altre carni naturali e pollame.

La soia è un'altra fonte di proteine soddisfacente. Le migliori comprendono tofu e latte di soia. Numerose verdure, noci e semi danno grandi fonti di proteine. Quando i cereali senza glutine e le verdure vengono serviti in miscela, forniscono un apporto proteico completo.

Altre incredibili fonti di proteine si trovano nelle uova non recintate e nei polli non ormonati. Il metodo consigliato per ottenere uova salutari è quello di cuocerle a fuoco lento o bollendolo per evitare di danneggiare le proteine. Inoltre, gli avocado sono un fantastico hotspot di proteine, così come un buon hotspot per i grassi sani.

3 Tipi di Grassi

I tipi essenziali di grassi incorporano i monoinsaturi (che si trovano negli oli di oliva, negli oli di noce, negli oli di semi di sesamo, negli oli di colza e negli avocado), i saturi (grasso di manzo, formaggio... legati al cancro, alle malattie coronariche, ad altri problemi medici), e i grassi polinsaturi (grassi insaturi omega-3). I grassi sgradevoli possono creare irritazioni che causano una progressione di risposte fastidiose. Il proverbio "mangia meno, muoviti di più" si applica anche ai grassi. L'energia immagazzinata nei grassi viene bruciata durante l'allenamento, una diminuzione generale dell'uso di grassi riduce la quantità di calorie che entrano nel nostro sistema, facilitando il ritorno verso il basso e prevenendo l'accumulo di grassi indesiderati.

Per i soggetti affetti da diabete, mangiare cibi grassi può far salire il livello di glucosio. Quando l'uso di grassi (in particolare di grassi indesiderati) è fuori equilibrio, la reazione del nostro corpo è quella di proteggersi con l'irritazione.

Con l'aumento dei livelli di glucosio, il vostro corpo deve sforzarsi di portare i livelli di glucosio ancora una volta in un range tipico. In termini di base, ciò che ne consegue è l'accumulo di grasso, di norma, nella regione dello stomaco. Gli studi hanno indicato che le persone che mangiano cibi con un basso richiamo glicemico glicemico come cereali integrali e verdure, sarebbero in generale più snelle degli individui che mangiano enormi quantità di pane bianco, cibi dolci e patate bianche.

Gli grassi Omega-3 sono visti come un 'super-alimento', fonti di cibo che possono aiutare a ridurre i pericoli delle infezioni e dei problemi medici per cui siamo predisposti. Una dieta ricca di omega-3 può aiutare a ridurre il pericolo di malattie coronariche e diabete. Gli omega-3 sono utili in dosaggi piccoli in quanto possono permettere al vostro corpo di lavorare a un livello ideale. Senza misure soddisfacenti di omega-3, il vostro corpo è costretto a utilizzare i grassi omega-6 (che esamineremo in dettaglio).

Ci sono due tipi di grassi omega-3. Un tipo si trova in particolari tipi di pesce come il salmone, lo sgombro e l'aringa. Questo tipo di grasso viene efficacemente utilizzato e valorizzato. Il secondo tipo si trova in frutta secca, semi, fagioli e verdure specifiche (per esempio noci, semi di soia e semi di lino).Questo tipo è utile, ma non è potente come il tipo principale, poiché deve essere trasformato dal vostro sistema per ottenere i benefici ideali.

L'assistenza degli Omega-3 aiuta il sistema di sicurezza e la perdita di infiammazione. Dal momento che il vostro corpo si basa su una misura specifica di grasso per funzionare in modo appropriato, mangiando i grassi più preziosi stai prendendo un vantaggio. Probabilmente i migliori hotspot per gli omega-3 sono la trota, il pesce, lo sgombro, lo sgombro, il coregone, l'ippoglosso, il salmone e le sardine. Aumentando in concentrazione, questi alimenti aiutano a sostenere il vostro sistema invulnerabile e prevenire le infiammazioni! Le sardine, il merluzzo, il salmone e il dentice sono tipi di pesce che notoriamente contengono dosi più basse di mercurio, in particolare quelli "coltivati" e intrappolati in natura. Inoltre, quando la pratica quotidiana si unisce a una sufficiente assunzione di grassi omega-3, il vostro corpo si trova in una situazione superiore per combattere la crescita del rapporto muscolo-grasso.

Come evitare che i grassi omega-6 promuovano l'infiammazione (suggetimenti)

La maggior parte dei piani di controllo del peso sono ad alto contenuto di grassi omega-6 e basso contenuto di grassi omega-3. La ricerca sostiene che una percentuale stimata di 2:1 per i grassi omega-6/omega-3 può abbassare i livelli di infiammazione.

Inoltre, esaminando le persone le cui diete incorporano più alte proporzioni di grassi omega-3 si denota un più basso livello di infiammazione.

La maggior parte dei grassi omega-6 si trovano nei cereali, nei prodotti riscaldati, nelle caramelle e negli alimenti da sgranocchiare. Da dove provengono tutti questi grassi omega-6? La maggior parte dei grassi omega-6 nella dieta delle persone provengono dai prodotti preparati, dai cereali, dai cibi da sgranocchiare e dalle caramelle. L'olio di soia, un elemento che si trova nella maggior parte dei cibi preparati, rappresenta il 20% dell'apporto calorico nella normale dieta americana! Anche il controllo delle etichette e la limitazione di queste cose contribuiranno a ridurre l'assunzione di omega-6. Essenzialmente diminuendo l'uso di grassi omega-6 sosteniamo l'invulnerabilità del nostro corpo aumentando la creazione di cellule calmanti. Ancora una volta... controllate le etichette!

Per aumentare la vostra energia, concentratevi sul mangiare cibi a basso contenuto di grassi omega-6. Verdure e frutta sane, nonostante i prodotti senza glutine, possono plausibilmente aumentare la vostra resistenza, scongiurando al tempo stesso l'aggravamento che può provocare reazioni sfavorevoli, problemi e disturbi.

Migliorare la qualità dei pasti

Cucina calmante: Una dieta senza glutine (o a basso contenuto di glutine)

Questo è il nocciolo della questione! Viviamo una folle realtà quotidiana per il grano. Chiunque soffra di una leggera intolleranza al glucosio per la celiachia può testimoniare questa realtà. Il normale americano può avere toast, avena, french toast, o frittelle per colazione, pasta, pizza, o un panino per il pranzo, e in più per la cena. Numerose famiglie mangiano un certo tipo di grano tre volte al giorno. La gestione della famiglia del mulino può utilizzare il grano ad ogni cena e in seguito di nuovo per i dessert e i bocconcini. La maggior parte del grano che usiamo oggi è stato profondamente trasformato e raffinato. Il grano che è stato modificato per via ereditaria può contenere una sostanza glutinata di circa il 90%. È inoltre profondamente plausibile che un po' di questo grano eccessivamente preparato non sia percepito dal nostro corpo come un integratore adeguato, e che quindi possa causare infiammazione. Questa risposta può apparire come una risposta sfavorevolmente suscettibile, produrre ulteriori sintomi, e far progredire la malattia e lo stato patologico in generale.

Allo stesso modo, gli agrumi possono causare alcuni veri e propri aggravamenti nel corpo; nonostante sia imperativo ricordare che ognuno reagisce in modo diverso. La consapevolezza della reazione del proprio corpo ai vari alimenti, tra cui il glutine, aiuta a capire quale sia la quantità giusta per le proprie necessità e per la salute della propria famiglia.

Ricordate che una volta che siete consapevoli degli alimenti che sono generalmente utili per la vostra salute, è ancora importante evitare di assumere esorbitanti quantità da fonti di cibo eccessivamente maneggiato, fonti di cibo bruciato e gli alimenti che contengono olio idrogenato. Gli alimenti che sono eccezionalmente manipolati contengono spesso sostanze aggiunte e additivi che affaticano l'organismo a causa del loro grado di nocività e della loro perdita di beneficio per la salute, alla luce di un più ampio lasso di tempo di fruibilità concreta!

La dieta anti-infiammatoria in sintesi (versione senza glutine)

Anche se non ci sono quantità consigliate di alimenti indispensabili, cercate di capire come concentrarvi sui segnali del vostro corpo. Smettete di mangiare quando vi sentite serenamente appagati, indipendentemente dal fatto che ci sia ancora cibo nel vostro piatto. Non saltate mai le cene quando siete affamati. Favorite l'inclusione dei cibi che sono suggeriti sotto con le relative dosi. Seguire un piano di alimentare che prevede circa il 40% di zuccheri, il 30% di grassi sani e il 30% di proteine.

- Mangiare in modo naturale - prodotti coltivati in qualsiasi punto possibile.
- Pianificate il vostro menu e le cene in anticipo e fate tutto il necessario per non mangiare sempre gli stessi cibi.
- Verificate la presenza di glutine in tutti i prodotti, se avete scelto di fortificare una dieta calmante con alternative senza glutine.
- Vegetali: Verdure - delicatamente cotte al vapore. Diminuire l'uso di verdure crude, evitare piatti di verdure miste. Mangiare almeno 1 o 2 porzioni di verdura a foglia verde regolarmente.
- Frutta: Una dieta calmante dovrebbe includere da 1 a 2 porzioni di frutta al giorno. Allo stesso modo con le verdure, pianifica di incorporare essenzialmente i frutti di amido inferiore. Nonostante il mais e il riso, senza cereali di glutine integra amaranto, miglio, quinoa, sorgo e teff.

Viviamo in un mondo veloce, mangiamo in un mondo di fretta, dove il nostro lavoro quotidiano e i nostri programmi scolastici spesso non danno il tempo di fare acquisti, di preparare il cibo e di mangiare in modo tranquillo. I nostri orari spesso non tengono conto delle cene normali e degli spuntini salutari. Non è strano mangiare a tutte le ore del giorno e spesso prima di mettersi a letto per dormire. Mentre ci riposiamo, il nostro apparato digerente non funziona al suo livello ideale, eppure lo carichiamo regolarmente con la cena probabilmente più abbondante della giornata. Le nostre abitudini includono inoltre cene preparate in modo approfondito e pre-confezionate, forse fino al 40% della nostra dieta!

Capitolo tre: Dieta Chetogenica

Una dieta con un apporto proteico soddisfacente, con un alto contenuto di grassi e un basso consumo di amido è una dieta chetogena. È stata fondamentalmente definita come una dieta unica pianificata per controllare le manifestazioni dell'epilessia nei bambini. Giorno per giorno pasti sotto questa dieta danno proteine in quantità sufficiente solo per consentire lo sviluppo e guarire. Le calorie sono determinate e somministrate in quantità sufficienti a sostenere il peso corretto richiesto per il peso e l'altezza del bambino.

Storia

La dieta chetogenica è stata presentata per la prima volta nel 1924 presso lo stabilimento di Mayo. Il dottor Russel Wilder ha scoperto che, mettendo i pazienti epilettici a digiuno gli effetti collaterali si sono rivelati meno continui. La dieta esemplare si associa ad un grasso di struttura proteine e amidi in proporzione di 4:1. Una fonte di cibo ad alto contenuto di zucchero non è considerata per questa dieta. Questi alimenti ad alto contenuto di carboidrati sono blande verdure, frutta, cereali, pasta e zucchero.

L'importanza di questa dieta come metodo di controllo dell'epilessia è diminuita molto nel tempo con l'avvento dei farmaci anticonvulsivanti. La maggior parte dei pazienti e dei fornitori di assicurazioni sociali pensavano che fosse più semplice controllare le pillole che sopportare l'esigente dieta chetogenica. Tuttavia, ci sono ancora delle rare persone che hanno scelto di utilizzare la dieta come trattamento, come al Johns Hopkins Medical e un paio di altri centri clinici.

A metà degli anni '90, c'è stato un riemergere nell'entusiasmo sulla dieta chetogenica come terapia alternativa per l'epilessia. Il regista Jim Abrahams aveva un bambino di 2 anni che ha avuto un problema di epilessia. Il bambino ha sperimentato il trattamento, che ha incorporato la dieta chetogenica. Le convulsioni sono state efficacemente controllate in seguito a questa dieta. A causa del risultato, la famiglia ha istituito la Fondazione Charlie. Ha contribuito a finanziare la ricerca sulla dieta chetogenica. Un filmato realizzato per la televisione nel 1997, First Do No Harm, ha contribuito a rendere il pubblico progressivamente consapevole di questa dieta come un tipo di trattamento. Da quel momento in poi, c'è stato un ristabilito entusiasmo logico sul metodo più efficace per migliorare la dieta e i suoi possibili diversi impieghi.

Qual è l'idea di una dieta chetogenica?

L'assunzione di zucchero in un giorno è limitata a 20-50 grammi per ogni giorno.

L'assunzione di proteine è moderata. Si basa sul sesso, la statura e l'attività fisica.

Le calorie vengono regolate in funzione all'utilizzo dei grassi.

La ripartizione calorica segue normalmente la seguente suddivisione:

- 70-75% delle calorie giornaliere dai grassi
- 20-25% da fonti proteiche
- 5-10% da zuccheri negli alimenti

La proporzione dei macronutrienti è pensata per indurre a mantenere una chetosi, per esempio.

Perché aumentare il numero di grassi e moderare le proteine nella dieta chetogenica?

I grassi non influenzano i livelli di insulina e di glucosio.

Le proteine possono influenzare l'insulina e il glucosio quando vengono assunte in quantità enormi. Di conseguenza, la dieta chetogenica esorta ad un uso moderato.

Circa il 56% delle proteine consumate in abbondanza viene trasformato in zucchero. Questo eliminerà la condizione di chetosi che induce a bruciare grassi, perché il corpo risponderà al glucosio rilasciato dalla degradazione delle proteine.

Le proteine magre e la mancanza di grassi nella dieta possono causare una fame da lupi.

- La fame da lupi allude alla condizione in cui non ci sono grassi sufficienti. Questo si trova in particolare in una dieta che è per la maggior parte costituita da proteine magre. La diarrea è il principale effetto collaterale che può indurre ad arrendersi. Nei primi 3 giorni dieta che prevede diverse settimane di proteine magre non adulterate, si verifica diarrea. Se i grassi soddisfacenti non vengono assunti nei giorni successivi, la dissenteria progredisce fino ad estreme conseguenze.

Una dieta ad alto contenuto di grassi può essere più salutare. Si fonda sul tipo e sulla sorgente di grassi. I grassi saturi puliti nella dieta, pur mantenendo basso l'uso di zucchero, migliorano il bilancio muscolo-grasso. Questa dieta aumenta i livelli di HDL (colesterolo buono) e fa scendere i livelli di trigliceridi. Questa condizione lipidica garantisce una maggiore resistenza contro le insufficienze coronariche e altri problemi cardiovascolari.

Come funziona la dieta?

La dieta chetogenica permette all'organismo di entrare in uno stadio di chetosi. Il corpo tende a utilizzare gli zuccheri come fonte di energia. Questo perché gli zuccheri sono i più facili da elaborare e assimilare. Quando il corpo è a corto di zuccheri, si sposta verso l'utilizzo di grassi e proteine. Generalmente, il corpo usa l'energia secondo una sorta di gerarchia. Per cominciare, il corpo usa gli zuccheri finché sono accessibili. Il corpo procede verso i grassi come fonte elettiva successiva. La trasformazione delle proteine in energia è l'ultima fase, che normalmente avviene in condizioni di straordinaria carenza di zuccheri e grassi. L'assorbimento delle proteine provoca la perdita muscolare, in quanto il corpo processa le proteine dei muscoli.

Il corpo entra tipicamente in uno stadio di chetosi. Questo avviene durante il digiuno. Diversamente avviene durante il riposo. Il corpo in generale brucerà i grassi per l'energia durante l'attività, mentre il corpo si fisserà le riserve e si stabilizzerà durante il riposo.

In un normale pasto, gli amidi costituiscono la maggior parte delle calorie. Il corpo è predisposto a passare attraverso gli amidi come energia e a immagazzinare diversi nutrienti (ad esempio, grassi e proteine). Nella dieta chetogenica, la stragrande maggioranza delle calorie è costituita dai grassi invece che dagli zuccheri. Lo zucchero in una dieta chetogena è basso, e viene speso rapidamente. C'è una apparente "carenza" di energia a causa del basso consumo di zucchero. Il corpo, quindi, passa ai grassi immagazzinati. Si passa da un compratore di amido a un consumatore di grassi. I grassi della cena consumata di recente non vengono utilizzati rapidamente, ma vengono conservati per il successivo ciclo di chetosi. Quando il corpo si abitua a bruciare i grassi come fonte di energia, i grassi nella cena consumata sono prontamente spesi, lasciandone un paio per la loro funzione. Così, la dieta chetogenica deve avere un uso elevato di grassi in modo da essere flessibili per soddisfare il bisogno di energia rapida e la loro funzionalità strutturale. Il grasso immagazzinato è importante per evitare che il corpo elabori i depositi di proteine nei muscoli durante i periodi di digiuno. Questi periodi sono davvero tipici nell'arco di un giorno. Nell'intermezzo tra i pasti e durante il riposo viviamo dei veri e propri digiuni. Il corpo, nonostante tutto, ha bisogno di una costante e flessibile energia durante questi periodi. Se non c'è grasso immagazzinato, le proteine nei muscoli sono le prossime fonti di energia. Per prevenire questo, la dieta dovrebbe essere ricca di grassi.

La preoccupazione principale della dieta chetogenica è quella di simulare una condizione di digiuno. Confina le calorie e limita seriamente gli amidi, negando la raccolta di zuccheri veloci ed efficacemente modificati. Questo consente al corpo di passare alla modalità brucia-grassi. Stimola inoltre l'arrivo delle catecolamine (ormoni che preparano il grasso), del cortisolo (ormone che elabora i grassi) e degli ormoni dello sviluppo. Questo gruppo di tre ormoni provoca la chetosi o la modalità brucia-grassi.

Chetodi e Chetoni

La dieta chetogenica ha l'unico scopo di avviare la chetosi nel corpo. Quando il glucosio nel corpo scende a bassi livelli, il corpo predilige il grasso come fonte di energia. Il corpo brucia i grassi immagazzinati e li trasforma in energia. La digestione dei grassi produce particelle chiamate chetoni. Questi sono molecole fatte da 2 gruppi di ioni collegati tra loro da un gruppo carbossilico. Possono essere utilizzati dalle cellule come fonte di energia. Il cervello, in particolare, può utilizzare i chetoni per circa il 70-75% del suo fabbisogno energetico.

Cosa causa la chetosi?

Il corpo entra in uno stato chetotico quando non c'è abbastanza glucosio nelle cellule. Non ci sono amidi insufficienti per soddisfare il fabbisogno di glucosio del corpo. La chetosi è stimolata dalle seguenti condizioni:

- **Fame**

La fame e il digiuno dicono portano ad un'assunzione inadeguata o inesistente di cibo che il corpo può elaborare e convertire in glucosio. Il corpo entra normalmente nella fame durante il riposo, saltando le cene o col digiuno. L'assenza di consumo di cibo porta ad un calo dei livelli di glucosio nel sangue. Le scorte di glicogeno (glucosio immagazzinato) vengono sfruttate. Esse vengono trasformate in glucosio da utilizzare come energia per il corpo. Per aumentare la trasformazione del glicogeno, il corpo inizia a bruciare i grassi immagazzinati. La chetogenesi avviene a causa del cosiddetto stato chetotico (assenza di glucosio accessibile). Questo è il processo che utilizza i grassi come fonte energetica elettiva sotto forma di chetoni.

- Problemi insulinici

- Basso apporto di amido Effetti della chetosi nel corpo

La chetosi provoca l'arrivo dei chetoni nel corpo. Questi atomi possono causare un paio di fenomeni, che possono essere negativi o positivi.

Effetti Negativi

Gran parte degli effetti negativi che si verificano poco a poco si attenuano man mano che il corpo si acclima ai chetoni come fonte di energia. Molte persone possono adattarsi prima della fine della prima settimana, sulla scia dell'inizio di una dieta chetogena. Altri possono metterci circa quattordici giorni. Il corpo potrebbe impiegare fino a 12 settimane per adattarsi al 100% alla combustione dei grassi.

Gli effetti più incidenti richiedono tipicamente più tempo per manifestarsi. Effetti minori si cominciano a notare dopo 6 o 2 mesi.

• Debolezza

• Stordimento

• Affaticamento

• Mal di testa

• Lieve suscettibilità

• Colesterolo alto (grazie ad un eccesso di grassi indesiderati)

• Vomito

• Chetoacidosi

Questi effetti possono verificarsi quando lo strumento di controllo del corpo viene a mancare. L'assenza di insulina permette ai livelli di chetoni di aumentare a livelli dannosi per l'organismo. Questa condizione è chiamata chetoacidosi. Tuttavia, la chetosi attuata dalla dieta non è sufficiente a causare questa condizione.

Nei bambini, le diete chetogenetiche possono essere utilizzate come terapia per l'epilessia. A seguire, una parte dei sintomi osservati di questa dieta:

• Stitichezza

• Disidratazione

• Calcoli renali o nervosi

• Sviluppo lento o scarso

• Sonnolenza

• Esacerbazione del reflusso gastro-esofageo

• Aumento delle lesioni

• Aumento del pericolo di fratture

- Eccesso di chetosi e acidosi

- Rifiuto psicosociale del cibo

Donne affette da epilessia utilizzando la dieta chetogenica possono andare in contro a:

- Anomalie mestruali

- Problemi di vista

- Riduzione dello spessore osseo

- Pancreatite

Utilizzi della dieta chetogenica

Il corpo si rivela essere in grado di uccidere i grassi in misura maggiore rispetto a una macchina dipendente dall'amido. La ricerca mostra che una dieta ad alto contenuto di zuccheri è collegata all'avanzamento di alcuni problemi, per esempio la resistenza all'insulina e il diabete.

Lo zucchero viene bruciato e conservato con cura. La lavorazione inizia in bocca. Quando il cibo viene morso, le amilasi (catalizzatori che esaminano gli amidi) nella saliva seguono gli zuccheri. Nello stomaco, gli zuccheri vengono ulteriormente separati e vengono rapidamente trattenuti una volta entrati nei piccoli tratti digestivi. Nel sangue, gli amidi aumentano prontamente i livelli di glucosio. Questo stimola il rapido arrivo dell'insulina. Livelli di glucosio elevati provocano l'arrivo di importanti quote di insulina. Questo ormone fa sì che gli zuccheri siano immagazzinati prontamente nei tessuti del corpo per abbassare i livelli nel sangue. I tessuti possono sviluppare resistenza all'insulina quando questa viene continuamente presentata a livelli importanti. Il peso aumenta, in quanto il corpo in generale immagazzina rapidamente gli zuccheri. Il diabete e le malattie cardiovascolari possono derivare da questo ciclo.

Una dieta chetogenica ad alto contenuto di grassi e basso contenuto di amidi contribuisce nel diminuire e migliorare alcuni disturbi. È indicata come una componente del piano terapeutico.

Epilessia

Per ragioni sconosciute, le crisi epilettiche diminuiscono con una dieta chetogenica. Questa è in realtà la motivazione principale dietro la quale è stata definita la dieta chetogenica. Gli affetti da epilessia pediatrica sono i più recettivi a questo tipo di dieta. Alcuni bambini hanno anche lo smaltimento delle crisi epilettiche a seguito di un paio di lunghi trattamenti di dieta chetogena. L'epilessia in età adulta ha una risposta limitata.

I ragazzi potrebbero essere tenuti a digiunare per un paio di giorni prima dell'inizio del piano di dieta chetogenica come trattamento per l'epilessia.

Cancro

Le ricerche in corso dimostrano che una dieta chetogenica garantisce una regressione della malattia. Essa "fa morire di fame il cancro" diminuendone i sintomi.

Morbo di Alzheimer

La ricerca dimostra che la memoria migliora quando un paziente con il morbo di Alzheimer segue una dieta chetogenica. Essi recuperano un paio delle loro idee e delle funzioni di memoria.

Disturbi neurologici

Il morbo di Parkinson e la SLA (sclerosi laterale amiotrofica) sono alcune delle patologie neurologiche che dimostrano recettività alla dieta chetogenica. La dieta dà supporto mitocondriale nei nervi influenzati. Le condizioni migliorano.

Diabete

Gli zuccheri sono i colpevoli che causano il diabete. Riducendone l'uso nella dieta chetogenica, si nota un migliore controllo del glucosio. Diversi piani terapeutici del diabete funzionano meglio in relazione a questa dieta.

Sensibilità al glutine

Molti individui sono soggetti di sensibilità al glutine. A seguito di una dieta chetogenica si è notato un miglioramento degli effetti collaterali correlati, come gonfiore e disturbi digestivi. Il glutine è alto nella maggior parte dei cibi ricchi di zucchero. Facendo a meno di un'enorme varietà di alimenti con amidi, l'assunzione di glutine è inoltre mantenuta ad un livello estremamente basso. Di conseguenza, i disturbi legati al glutine sono proporzionalmente ridotti.

Perdita di peso

La dieta chetogenica è specifica nel trovare un modello standard brucia-grassi. Attualmente fa parte di molte routine brucia-grassi, a causa della sua efficienza nel favorire la perdita di peso. Fin dall'inizio, diventare più magro con una dieta ad alto contenuto di grassi ha causato scalpore. Dopo qualche tempo e con l'incidenza di buoni risultati in larga scala, la dieta chetogenica è diventata gradualmente uno standard nei piani di miglioramento della salute.

Gli amidi inducono un aumento di peso superiore a quello dei grassi. Ricordiamo che l'insulina ormonale fa avanzare le scorte di amidi e di conseguenza porta all'aumento del peso. Fermare o mantenere l'assunzione di amido al minimo può portare a una perdita di peso importante dopo un certo tempo.

Quali sono gli alimenti da evitare?

Gli amidi sono fondamentalmente limitati a stimolare la chetosi. Tuttavia, il corpo può adattarsi al cambiamento dietetico. Pertanto, anche le proteine e i grassi dovrebbero essere gestiti.

Grassi

I grassi sono comunemente autorizzati in una dieta chetogenica. È la fonte di energia primaria durante la chetosi. Circa il 60-80% del fabbisogno giornaliero di calorie dovrebbe provenire dai grassi. Il valore si basa sull'obiettivo della dieta chetogenica. Alcuni possono anche utilizzare i grassi come il 90% del contenuto totale di carboidrati giorno per giorno nella terapia dell'epilessia.

Tuttavia, ci sono un paio di regole da seguire durante la scelta del tipo di grassi da includere.

• Non ci sono grassi polinsaturi omega-6. I grassi Omega-6 sono in generale distruttivi.

– Olio di mais

– Soia

– Semi di cotone

• Evitare gli oli a base di semi o di noci, poiché sono ad alto contenuto di omega-6 che possono avere un impatto distruttivo sul corpo

– Olio di mandorle

– Olio di lino

– Olio di semi di sesamo

• Evitate la maionese e la porzione di condimenti misti a base di verdure. Controllare la quantità di zucchero.

• Evitare i grassi idrogenati e i grassi trans. Questi sono stati collegati ad un aumento del rischio di incidenza delle malattie coronariche e altri problemi cardiovascolari.

Proteine

La raccolta delle proteine è importante in quanto può influenzare la dieta sul lungo termine. Gli animali trattati con steroidi e antitossine possono rovinare la salute. Preferite la carne allevata secondo un metodo biologico. Evitate carne inquinate da ormoni, in particolare rBST.

Indipendentemente da ciò, quando si raccolgono prodotti a base di carne manipolata, controllare il contenuto di zucchero che può scaturire dagli additivi o dai riempitivi utilizzati. State alla larga da carni recuperate con nettare o zucchero.

Amidi

La dieta chetogenica per la maggior parte mette una seria limitazione all'assunzione di amidi. La limitazione dipende dal livello di atletismo della persona e dal suo tasso metabolico. In generale, la dieta chetogena richiede un apporto netto di amido inferiore a 50 o 60 grammi al giorno. Gli individui con una sana digestione e quelli con un tasso metabolico più elevato (per esempio, gli agonisti) possono utilizzare amidi per almeno 100 grammi al giorno. Gli individui inattivi con diabete mellito di tipo 2 possono avere bisogno di diminuire gli zuccheri a meno di 30 grammi al giorno. Queste proporzioni si basano sulla resilienza e sullo stato di salute. Si basano inoltre sul motivo della dieta chetogenica.

Vegetali

Mentre le verdure sono le principali fonti di zucchero in una dieta chetogena, alcune dovrebbero essere tenute lontane. Alcune verdure hanno un alto contenuto di zucchero come peperoni, pomodori e cipolle. La maggior parte delle verdure che si sviluppano nel sottosuolo sono opache e contengono molti zuccheri.

Dolci

Evitare completamente i cibi dolci standard, poiché sono estremamente ricchi di amidi per la promozione degli zuccheri. Sono:

• Torte

• Pane dolce

• Bun

• Canditura

• Cioccolata: incluso il cioccolato dietetico e altre varianti di cioccolato, compresi i lecca-lecca

• Biscotti: lisci, con ripieno di crema, glassati o ricoperti di cioccolato

• Crostate

• Pasticcini

• Budini

• Sciroppi ed ingredienti zuccherati

• Latte condensato

- Gelato

- Marmellata: vari tipi, compresa la marmellata per diabetici

- Latte aromatizzato

- Bevande al cioccolato come Ovaltine, Milo e Quik

- Salse

- Sottaceti e salumi

- Yogurt aromatizzato - l'additivo artificiale può contenere zucchero come maltodestrina o qualche altra forma

- Bibite gassate che contengono zucchero

- Succhi di frutta

- Chewing gum, anche quelle senza zucchero

- Sciroppi zuccherati e preparati

Zuccheri

Lo zucchero è una ricca fonte di glucosio da cui bisogna stare alla larga. Di norma, lo zucchero è conosciuto in forme come lo zucchero di canna, bianco, di ricino e a velo. Può anche essere un ingrediente in alimenti manipolati e in farmaci.

Quali sono gli alimenti consentiti

Le cene in una dieta chetogenica comprendono per la maggior parte i 3 tipi di alimenti essenziali. C'è una frutta o verdura, un alimento ricco di proteine e una fonte di grassi.

Grassi

La dieta chetogenica richiede grassi aggiuntivi nella dieta. Essi possono essere considerati come un aspetto importante della cucina come la cottura al forno in padella. I grassi possono anche essere come salse e condimenti. Anche un semplice ingrediente come un taglio di bistecca con burro è un metodo per consolidare i grassi nella dieta.

I migliori tipi di grassi sono quelli chetogenici. I trigliceridi MCT o trigliceridi a catena media sono i migliori, che incorporano olio MCT e olio di cocco. Questi grassi sono usati senza sforzo per creare chetoni.

Altri ottimi grassi per la chetosi sono:

• Grassi insaturi Omega-3 e Omega-6

– Trota

– Salmone

– Tonno

– Molluschi

• Grassi monoinsaturi e saturi

– Olio d'oliva

– Olio di palma rosso

– Burro

– Formaggio

– Avocado

– Tuorli d'uovo

• Grassi non idrogenati (durante la cottura)

– Grasso di manzo

– Grassi non idrogenati

– Olio di cocco

• Alto contenuto di acido oleico

– Oli di cartamo

– Olio di girasole

• Altre fonti di grasso:

– Burro d'arachidi

– Pelle di pollo

– Adipe delle carni

– Burro di cocco

Proteine

Qualsiasi tipo di carne è fondamentalmente consentita nella dieta chetogena. Il tipo di taglio o preparazione non costituisce una discriminante.

• Maiale

• Manzo

• Vitello

• Cervo

• Agnello

Anche il pollame è di qualsiasi tipo. Lasciare la pelle è la cosa migliore, perché costruisce la sostanza grassa della cena. La preparazione dovrebbe escludere l'uso dell'impanatura e del battitore, poiché hanno un alto contenuto di zucchero. I piani degni di nota si basano su preferenze particolari.

• Pollo

• Quaglia

• Tacchino

• Anatra

Il pesce è inoltre un'incredibile fonte di proteine. Alcuni hanno alte concentrazioni di grassi insaturi omega-3, vitamine e minerali che possono aiutare a mantenere sana la salute generale.

• Pesce

I pesci sono ricchi di grassi insaturi omega-3 sani. Scegliete i pesci che sono pescati in natura e in acque non contaminate.

– Tonno

– Pesce gatto

– Ippoglosso

– Pesce passera

– Merluzzo

– Corifena

– Dentice

– Trota

– Salmone

– Sgombro

• Molluschi

– Vongole

– Calamaro

– Ostriche

– Granchio

– Aragosta

– Cozze

– Capesante

Zuccheri

• Vegetali

Le verdure sono le principali fonti di amidi nella dieta chetogenica. Le verdure naturalmente coltivate sono una scelta straordinaria. Per quanto riguarda i benefici salutari, non c'è molta distinzione tra naturale e biologico. La distinzione sta nel pericolo di mangiare verdure trattate con verdure a foglia scura che hanno una minore quantità di zuccheri con grande valore dietetico.

– Spinaci

– Crescione d'acqua

– Cavoli, vari tipi

– Lattuga, vari tipi

– Cavolo riccio

– Cavolini di Bruxelles

– Broccoli

– Sedano

– Cetriolo

– Cavolfiore

– Germogli di fagioli

– Ravanelli

– Asparagi

• Latte e latticini

Il latte e i latticini sono fondamentali in una dieta chetogenica. Le fonti grezze e naturali sono apprezzate. La varietà completa di grassi è inoltre meglio concentrata rispetto a quella senza grassi o a basso contenuto di grassi.

– Le uova sono i punti fermi della dieta chetogenica. Sono un'incredibile fonte di proteine e grassi.

– Formaggio, sia duro che delicato. Contiene amidi. Ricordate i formaggi per il controllo giornaliero dello zucchero. Una porzione di questo include:

- Mascarpone
- Cheddar
- Mozzarella
- Crema cheddar

- **Cheddar fatto in casa**

– Anche la panna acida è inclusa nella dieta. Dà tutti i sapori più intriganti.

• Noccioline

Nella dieta chetogenica è consentito l'uso moderato di frutta secca. Sono ricche di proteine, grassi e zuccheri. La varietà di frutta a guscio deve essere valutata per il contenuto totale di amido, grassi e proteine e ricordata per la stima giornaliera della cheto. Le noci e i semi alla griglia sono i migliori in quanto eliminano tutto ciò che può causare dolore o interferire con la chetosi nel corpo.

– Le noci sono generalmente messe come spuntino.

– Le migliori noci da includere sono mandorle, macadamia e noci pecan.

– Alcune noci sono ricche di grassi insaturi omega-6 che possono causare infiammazioni nel corpo.

– Il pistacchio e l'anacardo contengono una maggiore quantità di zuccheri. Meglio consumarli con cautela.

• Spezie

Durante i primi lunghi tratti di dieta chetogenica, il cambiamento in funzione di una minore assunzione di zuccheri può essere fastidioso. Le persone che sono golose di dolci possono vedere i loro desideri come qualcosa da soddisfare. Gli individui che sono abituati a mangiare cene ad alto contenuto di zucchero come la pasta e i cibi preparati possono brontolare di cene povere e meno deliziose. I cibi chetogeni possono diventare estenuanti dopo un certo tempo. Le spezie possono rendere le cose più appetitose. Alle cene e persino ai rinfreschi possono essere aggiunti sapori nuovi e secchi per rendere le cene più invitanti ed esaltanti per il senso del gusto.

Gli aromi contengono zuccheri. Infatti, anche solo un pizzico aggiunto al cibo dovrebbe essere conteggiato nell'amido giornaliero. Le miscele di aromi pre-fatte contengono normalmente zuccheri inclusi. Si consiglia di utilizzare i nomi in modo da includere una registrazione precisa del conteggio totale dell'amido.

Il sale può migliorare i sapori. Scegliete il sale oceanico rispetto al sale da tavola, poiché il sale da tavola contiene destrosio in polvere. Questo è il tipo di zucchero che dovrebbe essere mantenuto a una distanza strategica da una dieta chetogena.

Gli aromi possono essere inclusi per insaporire, ma anche per i diversi vantaggi medici che offrono. Una parte di questi aromi utili include:

– Basilico

– Pepe nero

– Peperoncino di Caienna

– Coriandolo

– Cannella

– Polvere di peperoncino rosso

– Cumino

– Prezzemolo

– Origano

– Salvia

– Rosmarino

– Curcuma

– Timo

Zuccheri

Gli zuccheri artificiali sono utili per controllare il desiderio di amidi e dolci. Aiutano a fare progressi ad attenersi alla dieta chetogenica. L'ideale è utilizzare gli zuccheri artificiali, ad esempio la Stevia e i dolci E-Z. Non influenzano il conteggio dell'amido.

Durante la scelta degli zuccheri, la forma fluida è favorita perché non sono stati inclusi carboidrati come il destrosio e la maltodestrina. A seguire, una lista degli zuccheri suggeriti:

– Sucralosio (si suggerisce la forma fluida)

– Xilitolo

– Eritritritolo

– Frutto del Monaco

Bevande

Il basso consumo di amido ha un impatto diuretico sul corpo. Gli amidi attirano l'acqua verso di loro, portando alla conservazione della stessa. Diminuendo gli amidi nella dieta, viene trattenuta meno acqua e ne viene rilasciata di più. Questo può portare un individuo alla disidratazione. Bere ogni giorno una quantità sufficiente di liquidi è una necessità assoluta. Il rischio di contaminazione delle vie urinarie e di dolore alla vescica aumenta ulteriormente con la perdita di acqua da parte del corpo.

Bere più della normale assunzione giornaliera di 8 bicchieri d'acqua. Includere diversi tipi di bevande in modo da aumentare lo stato di idratazione del corpo. Caffè e tè possono anche essere aggiunti all'assunzione giornaliera di liquidi. Il caffè e il tè da soli non influenzano la chetosi, ma le sostanze in essi contenute possono farlo. Scegliete gli zuccheri artificiali. Oppure, d'altra parte, bevete caffè o tè con panna integrale e eliminate gli zuccheri tutti insieme.

Beveroni o frullati di proteine sono l'ideale da prendere al posto dei frullati di frutta. La frutta contiene zuccheri che possono disturbare la chetosi.

Succo di verdure, utilizzando i tipi di verdure elencate, sono inoltre straordinari momenti di ristoro durante la dieta chetogenica.

Capitolo quattro: Dieta del metabolismo veloce

Quando la tua digestione è diventata disfunzionale, ha bisogno di quello che potrebbe essere paragonato a un allenatore di fitness per rimetterla in forma - qualcuno che possa prendere le materie prime del tuo corpo e modellarle nel corpo che hai sempre desiderato. Pensate a me come a quel mentore e al Metabolismo Veloce come il vostro manuale per imparare a grandi linee il giusto modo di digerire.

Che cosa significa? Se fai un solo tipo di attività come la corsa, il tuo corpo si acclima a quell'attività e prima o poi smetti di ottenere risultati. Si raggiunge uno stallo. Si utilizzano muscoli simili in modo simile e in modo coerente e si dimenticano i vari muscoli del corpo. Allo stesso modo l'insegnamento a grandi linee stimola con un programma giornaliero a mantenere il corpo sotto shock, il Metabolismo Veloce stimola i tuoi esempi di dieta completando due cose:

1. Inondandovi con una parte dei nutrienti indispensabili che vi sono mancati, ma mai in modo simile per più di qualche giorno di fila

2. Chiede al vostro corpo di realizzare qualcosa di difficile, ma mai per più di qualche giorno di fila

Questo sistema mantiene il vostro corpo funzionante, scioccato e rafforzato, girando intorno agli schemi biochimici che hanno ostacolato la vostra digestione. È il promemoria del vostro corpo, e scatenerà un'ustione che brucerà calorie e grassi più che mai.

In generale, insegnare la digestione implica anche lo scambio di mappe per la cena (le troverete sempre più presto!), in modo da non rimanere mai bloccati o stanchi. Due giorni mangiando in un modo, due giorni mangiando in un altro, e dopo tre giorni mangiando una miscela di nutrienti totalmente diversa ed esplicita. Stimola la digestione, continua a mangiare in modo intrigante e funzionale.

È tutto tranne che una bravata. È semplicemente natura. È uno standard di base della scienza dei materiali: un corpo molto immobile in generale rimarrà molto immobile, tranne se qualcosa lo costringe a muoversi. Un corpo che si muove in generale rimarrà in movimento, tranne se qualcosa lo spinge a fermarsi. Lo stesso principio è applicato alla digestione. Quando convincete la vostra digestione a muoversi, è più semplice tenerla in movimento. Prendi il cavallo per le redini e lo porti a spasso per il recinto in modo da poterlo spostare nel rimorchio.

Attualmente dovresti semplicemente capire come ottenere la sollecitazione.

DIETA DEL METABOLISMO VELOCE—TRE FASI DISTINTE, UNA SETTIMANA POTENTE

Dovremmo considerare come i tre periodi della Dieta del Metabolismo Veloce convincano il vostro corpo a bruciare i grassi, formare i muscoli, equilibrare gli ormoni, e stabilire il sistema maggiore stato di benessere. Il nostro corpo richiede varietà dalla nostra dieta in modo da ottenere l'insieme dei nutrienti importanti per svolgere tutte le funzioni naturali, fisiologiche e neurochimiche. Questo è esattamente ciò che i tre periodi del Metabolismo Veloce agiscono. Avete bisogno di amidi complessi, zuccheri caratteristici, proteine, grassi e persino sale per mantenere la tipica scienza del corpo. Occasionalmente si assiste a tassi estremamente elevati di recupero di questi componenti, soprattutto quando ci se li nega da molto tempo. Il conteggio di questi componenti, tuttavia non tutti contemporaneamente, vi incoraggia a riprovare, ristabilire, migliorare e rinnovare il vostro corpo drenato e la vostra digestione disfunzionale.

Ogni fase va avanti per un breve lasso di tempo in modo da non debilitare alcun sistema o parte di te stesso. Fare una qualsiasi tappa per un periodo di tempo molto lungo assomiglia a chiedere di pulire tutta la casa quando non ti sei riposato la notte precedente; sarai esausto e non concluderai molto. Puliremo la tua casa (il tuo corpo) stanza per stanza, un po' alla volta, finché non brillerà.

Per circa un mese, seguirete una rotazione in tre fasi. Ogni fase è volutamente destinata a lavorare e a far riposare diversi sistemi corporei, e ognuno di essi ha l'opportunità di lavorare ogni settimana durante il normale ciclo di 28 giorni. Dividendo il lavoro secondo queste linee, il vostro corpo otterrà tutta la cura, il supporto e le alte aspettative di cui ha bisogno, una fase, o due o tre giorni, uno dopo l'altro.

Quando si passa alla fase successiva, i sistemi e gli organi che si occupano della fase precedente hanno la possibilità di rilassarsi, riposare e ristabilirsi. Una sana digestione deve completare tre cose:

1. Prendere il vostro cibo e trasformarlo in energia

2. Rilasciare il grasso immagazzinato

3. Trasformare il grasso rilasciato recentemente immagazzinato in energia

Ognuna delle tre fasi raggiunge questi obiettivi quando viene fatto tutto insieme.

Prima di poter utilizzare il cibo come fonte di energia, è necessario prima calmare le surrenali. E questa è la cosa a cui è legato lo stadio primario: rilassare.

Fase 1 – Staccare lo stress

LE BASI

Questa è la fase ad alta glicemia, a proteine moderate e a basso contenuto di grassi. Ad alto contenuto di alimenti ricchi di zucchero, per esempio,

Riso integrale

Pasta di riso integrale

Cereali

Tortillas di farro o di riso integrale

Quinoa

Latte di riso

Riso selvatico

Alimenti ad alto contenuto di zuccheri normali, per esempio,

Mango

Pere

Mele

Ananas

Fichi

Fragole

Pesche

Anguria

Alimenti ad alto contenuto di vitamine del gruppo B e C, ad esempio,

Carne di manzo magra

Arance

Tacchino

Guava

Cereali

Kiwi

Lenticchie

Limone e Lime

Contengono misure moderate di proteine a basso contenuto di grassi

Istruzioni passo passo per l'alimentazione

Non è necessario iniziare la Fase 1 il lunedì, tuttavia trovo che questo sia l'approccio meno impegnativo per rimanere in ordine. Dalla Master Food List per questa fase, mangerete:

• Tre cene ricche di carboidrati, moderatamente proteiche, a basso contenuto di grassi

• Due snack alla frutta

La vostra giornata sarà simile a questa:

COLAZIONE	SNACK	PRANZO	SNACK	CENA
Grano	Frutta	Grano	Frutta	Grano
Frutta		Proteine		Proteine
		Frutta		Vegetali

Fase 1 ESERCIZI

Fare almeno un giorno di cardio vivace, come la corsa o una classe di esercizi basati sul consumo di ossigeno durante la Fase 1. Il cardio è impeccabilmente appropriato per la Fase 1 ad alto contenuto di carboidrati.

In questa fase, se sei un amante dei carboidrati, avrai tutte le grandi cose che adori assecondando la voglia di cibo coltivato da terra, riso e salumi, pane tostato e pretzel. Questi alimenti ad alto contenuto di carboidrati, moderatamente proteici, a basso contenuto di grassi, alimentano le ghiandole surrenali e mitigano lo stress fisiologico. Ho veramente bisogno che il corpo vada a cercare il cibo durante questa fase, così mi sento meglio è semplice e divertente essere nella Fase 1.

I cibi dolci coltivati dai cereali macinati rinvigoriscono le endorfine nella mente e inondano il corpo con nutrienti effettivamente disponibili, rendendo la Fase 1 allettante e sostenendo tutto contemporaneamente.

Organicamente, l'obiettivo di questa fase è quello di inondare veramente il corpo di nutrienti, che stimolano l'azione dei cinque soggetti significativi nella lavorazione e nella digestione di cui abbiamo parlato prima: il fegato, le ghiandole surrenali, la tiroide, l'ipofisi e i tessuti del corpo. Le ghiandole surrenali sono supportate soprattutto dal ritmo elevato ma costante del caratteristico trasporto degli zuccheri, che rende tutto tranquillo e continua a funzionare bene. Le ghiandole surrenali reagiscono ai picchi di glucosio e ai cali, producendo ormoni dello stress che hanno una certa esperienza nell'eliminazione dei grassi. Indipendentemente da ciò, quando il glucosio rimane sempre più costante (indipendentemente dal fatto che sia cresciuto a un livello salutare), le ghiandole surrenali si calmano e cominciano a trattare il grasso in modo ancora più efficace. Questo aggiustamento degli zuccheri è urgente in una persona che è diventata diabetica, insulina resistente, ipoglicemica, ha avuto un potente aumento di peso o ha aumentato i trigliceridi.

Gli alimenti della fase 1 sono inoltre destinati ad essere ricchi di nutrienti che stimolano la digestione. In particolare, sono abbondanti in vitamine del gruppo B e vitamina C. Le vitamine del gruppo B si trovano in fagioli, carni e cereali integrali, e stimolano la tiroide, accendendo l'impatto termogenico (brucia-grassi) che stimola la digestione. Queste vitamine del gruppo B sono vitali nella digestione di grassi, proteine e zuccheri. La vitamina C nella frutta come le arance e le fragole, così come nella verdura come i broccoli e le patate dolci, permette al corpo di trasformare il glucosio in energia, uno degli obiettivi essenziali della Fase 1. Essi aiutano a trasportare il glucosio nei mitocondri - i piccoli riscaldatori di grasso delle vostre cellule - per essere separati e trasformati in energia, invece di essere messi via come grasso. Le vitamine del gruppo B senza fondo che otterrete durante questa fase aiutano anche a rinforzare le ghiandole surrenali nella stimolazione della digestione dei grassi e nel miglioramento muscolare.

Fase 1, Rilassatevi, convincete con tenerezza la vostra digestione che non si trova più in una situazione di crisi. Va bene elaborare davvero il cibo che si sta mangiando ancora una volta, usare l'energia e i nutrienti di quel cibo invece di metterlo via come grasso per fare i preparativi per la futura fame o per una normale stanchezza. Per i primi due giorni stiamo insegnando nuovamente al vostro corpo come trasformare il cibo che mangiate in energia, invece di metterlo via come grasso. Gli diciamo: "Shh, shh, shh, andrà tutto bene". E con il cibo che mangerete qui, il vostro corpo si fiderà di voi.

Il tuo corpo comincia a sentire che tutto può essere veramente a posto ancora una volta. Questa è la fase iniziale della procedura in tre fasi.

È l'incitamento delle proteine digestive che realizza questa funzione nella Fase 1. Quando si inonda il vostro corpo con un numero così significativo di nutrienti al alta energia si può davvero iniziare a separare gli alimenti che si stanno utilizzando e rilasciare i nutrienti inseriti in questi alimenti di supplemento. Abbiamo bisogno che l'assorbimento sia facile come ci si potrebbe aspettare in queste circostanze, che è la ragione per cui manteniamo le proteine moderate e i grassi bassi. Grassi e proteine sono più complessi da elaborare rispetto ad amidi come cereali e frutta, quindi, mantenendo questi bassi, il corpo è mitigato e supportato.

Composti digestivi rilasciano le vitamine e minerali e fitonutrienti dal cibo che si mangia, e la digestione inizia a riprendersi dalla fame. Gli alimenti della fase 1 sono esplicitamente destinati ad essere semplici per il vostro corpo. Stai scaricando ognuna di quelle cose che ti stressano veramente, quelle che distruggono la digestione come il grano, i latticini e la caffeina, che causano fastidio o aggravamento nel tratto gastrointestinale e possono rallentare le tue viscere e rendere l'insulina un ostacolo. Queste cose sono per il momento fuori dal gioco. La fase 1 calmerà i vostri organi surrenali, diminuendo l'arrivo degli ormoni dello stress che vi mantengono grassi. Il vostro glucosio si stabilizza e il vostro corpo fuori dal nulla si sente come se fosse fuori dalla zona a rischio.

La fase 1 è attenta al vostro corpo e gentile con voi. I migliori sapori e i cibi migliori ti facilitano veramente e per di più interiormente, nel piano. Una tonnellata di contatori di calorie non ha avuto la possibilità di avere niente a che fare con questi cibi per molto tempo, anche anni. È l'occasione ideale per standardizzare ancora una volta. La fase 1 sembra non gradire una dieta senza sforzo di immaginazione.

A basso contenuto calorico - i contatori di carboidrati saranno in generale frenesia quando vedranno l'elenco degli alimenti per questa prima fase essendo stati istruiti sulla dannosità dei carboidrati. I carboidrati non sono dannosi, il cibo non è dannoso- se si scelgono fonti sane. Frutta, riso integrale, avena, cereali elettivi come quinoa e amaranto, lenticchie, fagioli, sono nel complesso ottimi. I carboidrati che non mangerete in questa fase sono zuccheri raffinati, grano o mais. Queste fonti di carboidrati sono molto più pesanti per il vostro corpo, e molte persone ne hanno ingerito una quantità eccessiva nel corso della loro vita.

Indipendentemente da ciò, nel caso in cui non siate a basso contenuto di carboidrati e siate abituati a mangiare una grande quantità di zuccheri raffinati e di alimenti manipolati che non richiedono un grande lavoro digestivo, il vostro corpo avrà bisogno di prepararsi per l'attività allo stesso modo. Gli alimenti ricchi di zuccheri raffinati fanno sì che il pancreas, le ghiandole surrenali, la tiroide, il fegato e la cistifellea diventino pigri. Sembra di aver arrancato all'infinito sull'ellittica a un ritmo moderato che difficilmente vi distoglie dalla visione di Today sulla TV della palestra, e in seguito si ottiene un allenatore di fitness che interviene e vi mostra un approccio progressivamente efficace per allenarvi. Ma questo non è un campo di allenamento. Si tratta di un allenatore più dolce e gentile, che ti fa condizionare in modo da non debilitarti, ma che ti dà più energia e resistenza.

Adesso ci stiamo viziando e nutrendo, non maltrattando. Stiamo rompendo i vecchi schemi, non li assecondiamo. Le vitamine del gruppo B in questa fase contribuiranno ad alterare una caratteristica sensazione di frenesia che il vostro corpo può incidentalmente sentire non dovendo metabolizzare zuccheri raffinati e farina bianca.

Cos'altro ci si può aspettare in questa fase? Niente più sentimenti di fame! In questa fase non mangerai zucchero raffinato, spremuta o frutta secca, il che rende le cose troppo semplici e permette alla digestione di diventare sonnolenta e languida. E ancora, mele e pere succulente, ananas e fragole, anguria e arance? Frullati di frutta e pretzel di farro e pasta di riso integrale e avena? Tirate fuori tutto!

Nonostante i cibi coltivati dai cereali macinati nella fase 1, mangerete anche proteine eccellenti come pollo naturale, tacchino naturale e persino bisonte, così come le erbe e i profumi come prezzemolo e coriandolo che aiuteranno a stimolare i composti digestivi, in modo da ottenere un sacco di proteine che il vostro corpo può senza dubbio elaborare. Tutto ciò che si mangia sarà supplemento di massa, dal momento che gli alimenti di consistenti richiedono un consumo calorico più prominente dal corpo per rimuovere i loro nutrienti. Questo risveglia gli organi del corpo e le proteine digestive ed essenzialmente le bandiere: Saltate su, ragazzi, siamo molto coraggiosi a farlo! I miei clienti amano questa fase per tutti i superbi alimenti di conforto che non li fanno sentire come se mangiassero meno carboidrati. Un altro vantaggio della Fase 1 è che i carboidrati accettabili supportano il vostro umore, vi aiutano con desideri folli di zucchero, e persino vi aiutano ad uscire dal vostro problema con la caffeina se state (come suggerirò inequivocabilmente) eliminando la caffeina dal vostro corpo durante i successivi 28 giorni. Questi alimenti di Fase 1 aiutano a liberarsi di quella sensazione di "crash". Così come la ricorrenza di mangiare - mangerai cinque volte, una volta ogni tanto anche sei volte al giorno, quindi abituati!

Tranquillo, ottimista, vivi in un luogo noto per la sua generosità - questo è ciò che stiamo cercando di fare nella Fase 1. Stiamo dando al vostro corpo il segno che tutto ciò di cui ha bisogno è prontamente accessibile. Stiamo liberando i nutrieni dal cibo e ci prendiamo cura delle ghiandole surrenali, e contenti, presi cura delle ghiandole surrenali modelleremo un corpo per il rilascio dei grassi. Non è in una condizione di fame. Se avete mangiato incessantemente meno cibo spazzatura, il vostro corpo percepirà questa fase con un colossale mormorio allegorico di sollievo.

Perché verserai le sterline nella Fase 1? Mi piace delineare in questo modo ciò che succede nel tuo corpo: Immaginate che la vostra compagna più vicina vi chieda di organizzare una riunione di lavoro a casa vostra. Ha bisogno di antipasti stravaganti, di una torta, di portare a casa regali, di arricchimenti. Da questo momento sei impegnato e non hai idea di come puoi affrontare tutto, e ti rendi conto che o sei costretto a rinunciare o a stressarti al massimo. È assolutamente opprimente.

Questa situazione assomiglia a voi che chiedete al vostro corpo di perdere chili quando siete costretti e l'integrazione è negata. Il tuo corpo potrebbe dire: "Ho il cuore spezzato, ma non posso obbligare questa sollecitazione". Oppure farà ciò di cui avete bisogno, eppure non ne sarà contento. Non guarderai o ti sentirai meglio. Sarà un fuoco infernale.

Eppure, immagina piuttosto che la tua compagna ti chieda di riunirti con lei, ma lei dice: "So che sei occupato, quindi farò pulire tutta la tua casa da un servizio di pulizia. Farò in modo che l'intera occasione sia servita e farò venire uno staff al completo per servire e pulire. Poco tempo dopo, farò pulire tutti i vostri tappeti da un'organizzazione per la pulizia dei tappeti". Ora, cosa ne pensa della commissione? Non è una possibilità così brutta, vero? In realtà, potrebbe anche essere piacevole! Non sei abituato a capire quel grado di servizio, almeno, quando non faciliti un incontro! Allora cosa succede quando il gruppo di servizio si presenta e qualcuno dice: "Santo cielo, no, abbiamo dimenticato le forchette! Cosa farete? Vi sentirete così bene, così stimolati, così non appesantiti da tutto ciò che vi salterà in cucina con un sorriso enorme e direte: "Le forchette? Non preoccupatevi. Posso darvele io".

Questa situazione elettiva assomiglia a quella in cui si chiede che il proprio corpo diventi più in forma durante la Fase 1. Se date al vostro corpo il normale zucchero, i carboidrati, le fibre e le proteine di cui ha bisogno per lavorare in modo semplice e confortevole, allora la vostra richiesta di bruciare i grassi non sarà un problema. Quindi il tuo corpo non ingrassa durante la Fase 1? È più o meno come le forchette. Il tuo corpo sarà felice di dare un po' di grasso da bruciare perché non è disturbato da altre limitazioni dietetiche. Ha molto di ciò di cui ha bisogno per sentirsi meglio. Bruciare i grassi? Non preoccupatevi. Il vostro corpo sta ricevendo l'aiuto di cui ha bisogno per affrontare l'attività, quindi l'attività diventa basilare, euforica e semplice.

Quando si intraprende la Dieta del Metabolismo Veloce si sta sollecitando qualcosa di molto simile col vostro corpo che si interroga su una dieta di fame, la perdita di peso, ma i tempi sono straordinari - così unici che fa un'enorme differenza.

Tuttavia, la Fase 1 non è priva di regole. L'unica cosa che non darai al tuo corpo durante la Fase 1 è il grasso. Questa non è l'opportunità ideale per le mandorle e gli avocado. Portando i carboidrati e le proteine senza il grasso, facciamo in modo che il corpo inizi a utilizzare le proprie riserve di grasso come energia. Questo è il momento difficile per il corpo durante la Fase 1, una fase che sembra semplice per voi, ma che in realtà è veramente difficile per il vostro corpo. Occupiamo il corpo inondandolo di carboidrati e proteine gustose nutrendolo, mentre lo costringiamo ad andare in cerca di grasso. Comincerete a bruciare il vostro grasso, non i vostri muscoli, poiché non avrete bisogno di ciò che i muscoli contengono. Lo otterrete dal cibo. Mentre il vostro corpo sta ospitando un caratteristico raduno di zuccheri, non si accorge quasi mai che il grasso che brucia ha iniziato a bruciare in modo decisivo.

Questo è il motivo per cui facciamo prima la Fase 1. Inondiamo il corpo di nutrienti e diamo il via al vostro sistema in modo tale da sfidare il vostro corpo, sentendovi inoltre deliziosamente liberi.

Come appare una giornata—FASE 1

Nella Fase 1, vi alzerete prima dell'alba e mangerete entro 30 minuti dal risveglio. Avrete un cereale e un frutto, per esempio, cereali e bacche (niente noci o semi di lino, per favore - questi sono alimenti della Fase 3), o miele e una fetta di pane di farro o di riso integrale. Il mio socio ama il grano di riso integrale caldo con pesche sane e naturali. Ho inoltre una cliente che mette l'avena nel suo frullato di frutta (trovate la formula del suo frullato di frutta con farina d'avena).

Dopo tre ore, avrete uno spuntino di frutta. Potrete scegliere tra manghi o ananas, mandarini, angurie o fragole.

Dopo tre ore, il pranzo comprende un cereale, una proteina, una verdura e un frutto, tutti provenienti dalla vostra lista di base della Fase 1. Potete scegliere una ciotola di pollo e broccoli, o tacchino, fagioli bianchi e zuppa di cavolo, o pancetta di tacchino con lattuga e pomodoro su pane di grano coltivato, insieme a pesche o ananas alla griglia o una mela riscaldata. Inoltre, assicuratevi di usare i vostri extra. Nel caso in cui siate al secondo giorno della Fase 1, potete avere gli extra dalla cena della sera precedente.

Per il vostro spuntino serale, avete la possibilità di prendere più frutta - magari buttate un mandarino o una mela nel vostro piatto, oppure tagliate e gustatevi una deliziosa pera.

Per cena, avrete un grano, una verdura e una proteina. Magari vi piacerà il filetto mignon con broccoli e pasta di riso integrale, o lo stufato di fagioli di tacchino, o il pollo e il riso selvatico. Parlarne mi fa venire fame!

Quindi, per i due giorni successivi, stiamo ri-insegnando al vostro corpo come trasformare il cibo che mangiate in energia, invece di metterlo via come grasso. Avete messo via il grasso dove preferireste non conservarlo, e ce ne occuperemo molto presto, ma questo primo passo è che fa sì che il vostro corpo cominci a bruciare davvero il cibo che state mangiando.

E questa è la Fase 1! Sono solo due giorni, e sarà straordinario. Ricordate semplicemente: cibi coltivati dalla terra, proteine magre, e fondamentalmente senza grassi. Queste sono le chiavi. OK? Incredibile!

Passiamo alla Fase 2.

Fase 2 – Sbloccare le scorte di grasso

LE BASI

Questa fase si caratterizza di un livello proteico estremamente alto, alto tasso di verdura, bassi carboidrato e bassa percentuale di grassi. Alto in alimenti che aiutano la funzione del fegato (in modo che possa aiutare le cellule con il rilascio di grasso, per esempio):

- Verdure fogliose
- Cipolle
- Broccoli
- Aglio
- Cavoli
- Limoni

Alimenti ad alto contenuto di proteine magre, ad esempio:

- Carne di manzo magra
- Carne suina magra
- Bue selvatico / bufalo
- Pesce
- Carne bianca
- Pollo e Tacchino
- Pancetta di tacchino
- Pesce a basso contenuto di grassi come il merluzzo, al baccalà e all'ippoglosso
- Nitrito di mare

Alimenti ricchi di verdure verdi alcalinizzanti, a basso contenuto glicemico, per esempio:

- Cavolo riccio
- Una vasta gamma di lattuga
- Senape indiana
- Rucola

- Cavolo nero
- Crescione d'acqua
- Bietole da costa svizzere

Alimenti ad alto contenuto di nutrienti che sintetizzano carnitina, per esempio,

- Carne
- Merluzzo
- Carne bianca
- Pollo
- Asparagi
- Senza frutta o cereali a bassi contenuti di grassi

Il miglior modo di mangiare

Se avete iniziato la Fase 1 il lunedì, la Fase 2 sarà sempre il mercoledì e il giovedì.

Dalla Master Food List per questa fase, si mangia:

• 3 cene ad alta percentuale proteica, basso contenuto di carboidrati, basso contenuto di grassi

• 2 spuntini proteici

Vedi l'elenco degli alimenti totali verso la fine di questa sezione. La vostra giornata sarà simile a questa:

COLAZIONE	SNACK	PRANZO	SNACK	CENA
Proteine	Proteine	Proteine	Proteine	Proteine
Verdure		Verdure		Verdure

Fase 2 ESERCIZI

Effettuare almeno un giorno di allenamento di forza (sollevamento pesi) durante la Fase 2. Concentrarsi sul sollevamento di carichi pesanti con basse ripetizioni. Il sollevamento di carichi durante la Fase 2 aumenterà notevolmente la vostra potenza metabolica, quindi mettetecela tutta! Se non siete sicuri di come farlo in modo sicuro, controllate se qualcuno nella vostra palestra locale può gestirvi privatamente, oppure seguite una classe che usa i pesi, simile al Body Pump.

La fase 2 mette in evidenza gli alimenti che sono totalmente unici in relazione alle fonti di cibo che hai mangiato durante la fase 1 - fonti di cibo che spingono la digestione a mettere su i muscoli e spazzare via i grassi. Essi sono costituiti da proteine sottili che il corpo trasforma in aminoacidi che possono essere trasformati in muscoli senza consumo energetico. Le proteine mescolate con le verdure rendono difficile immagazzinare i cibi consumati come grassi, e anche se recentemente siete usciti dalla Fase 1, dove le ghiandole surrenali sono state attenuate e i livelli di cortisolo si sono equilibrati, il vostro corpo è pronto a liberare le cellule di grasso dai fianchi, dal sedere, dalla pancia e dalle cosce. Gli aminoacidi sono inoltre l'alimento ideale per rinvigorire il fegato e vitalizzare lo strumento nel vostro corpo e che inizia a sviluppare il vostro tasso metabolico. Oltre al fatto che state bruciando il vostro cibo in cambio di energia, state iniziando a bruciare il vostro grasso per lo stesso motivo, quindi siate tenaci con le vostre fonti di cibo e visto che il vostro stile di alimentazione comincia a produrre risultati.

Questa fase è come una regolazione concentrata della forma del corpo che cambia mettendo via il grasso per alimentare i muscoli. È così impegnativo e straordinario che lo facciamo solo per due giorni. Riguarda il muscolo, e ricorda, il muscolo attacca le calorie (energia potenziale), quindi più muscoli si hanno, più grasso si brucia. Per sostenere e tenere in piedi i muscoli ci vuole energia, la contrazione costante e il rilassamento di ogni singolo muscolo del vostro corpo richiede carburante. Più muscoli hai, più grasso bruci. In realtà, hai mai visto il tuo grasso fare qualcosa di diverso dal rimanere a metà del tuo busto?

Più muscoli si sviluppano con la Dieta del Metabolismo Veloce, più cibo si può consumare e il vostro corpo imposterà un più alto tasso metabolico.

La conseguenza di questa fase ad alto contenuto proteico, basso contenuto di carboidrati e basso contenuto di grassi è di infiammare il muscolo e eliminare il grasso depositato. Nella fase 1 avete esortato il vostro corpo a calmarsi e a iniziare davvero a elaborare il cibo che state mangiando invece di metterlo via. Attualmente, mangerete esplicitamente per trattenere le proteine e rimuovere il grasso.

Gli alimenti della Fase 2, "Sbloccano", tengono conto della funzione di conservazione energetica dei grassi, con l'obiettivo di poterli davvero bruciare come combustibile. Le proteine magre e l'enorme quantità di verdure della Fase 2 sono le chiavi di questo processo. Esse "accedono" al grasso conservato, rilasciandolo nel sistema circolatorio. Questo prepara il vostro corpo alla Fase 3, quando si concentrerà davvero sulla creazione di ormoni rinvigorenti per bruciare tutto il grasso recentemente rilasciato. Tuttavia, non si possono bruciare le cellule di grasso fino a quando non si aprono per la combustione.

È lecito dire che si percepisce come tutto questo cominci a combaciare? Nella Fase 1 avete rimediato al problema più serio, ovvero il problema di rilassare il corpo per poter iniziare a bruciare il cibo che mangiate ancora una volta. Attualmente, stai accedendo al grasso. Infine, lo brucerai, ma non fino a quando non sarà preparato. La fase 2 porta il grasso dove dovrebbe stare, in modo che sia utilizzato come combustibile.

Per fare questo, avrete l'opportunità di gustare il filetto di maiale e l'ippoglosso, omelette all'albume d'uovo e pesce, bistecche e pollo e tutte le verdure verdi che amate, simili a broccoli e spinaci, asparagi e funghi, sedano e finocchio e cavolo riccio. E non sto parlando di un piccolo quantitativo di queste verdure. Parlo di verdure importanti. Parlo di 4 tazze di broccoli, una collina di asparagi e un incredibile pugno di spinaci. Mettetevi al lavoro su queste verdure, perché permettono il processo soprannaturale di trasformare le proteine in deliziosi muscoli.

Concentrandosi sulle proteine salutari e sulle verdure a basso contenuto glicemico, durante la Fase 2 si favorisce il mantenimento e il miglioramento della muscolatura, mentre si dimagrisce, perdendo massa grassi. Ricordate quello che vi ho spiegato riguardo a come il vostro corpo elude il vostro grasso e strappa il proprio muscolo per l'energia quando non gli date abbastanza nutrienti? La fase 2 assicura che questo non si verifichi più.

Questa fase è estremamente bassa a livello glicemico. Ciò implica che non contiene alimenti che aumentano il glucosio. Dopo ognuno di questi deliziosi prodotti del terreno durante i due giorni della Fase 1, ora state andando nella direzione opposta. I due giorni successivi riguardano proteine magre come pollo e tacchino di carne bianca, pesce bianco e tagli magri di manzo, carne magra di maiale, carne di selvaggina come cervo e alce e albumi d'uovo. Inoltre, si smette di scherzare con le verdure a basso contenuto glicemico e alcalinizzanti - in genere quelle verdi, simili a cavoli e cetrioli, broccoli e cavoli, lattuga e spinaci, e altri alimenti non legati all'amido come funghi, peperoni rossi e cipolle.

Il muscolo è elaborato a partire da amminoacidi, che hanno origine dalla scomposizione delle proteine consumate. Un buon flusso costante di proteine effettivamente commestibili (il che significa a basso contenuto di grassi) continuerà a costruire il muscolo. Questo è essenziale nella fase 2.

Più massa hai, più veloce sarà la tua digestione. È una condizione semplice: meno muscoli equivalgono ad una digestione più lenta. Questo è il motivo per cui inondiamo il corpo di proteine durante la Fase 2, ed è anche il motivo per cui spingiamo assumiamo così pochi zuccheri. Dobbiamo sostenere la costruzione muscolare e la combustione dei grassi, invece di bruciare gli zuccheri dagli amidi come abbiamo fatto nella Fase 1. Tenete a mente: abbiamo bisogno di confonderlo per perderlo!

La fase 2 stimola inoltre il fegato in modo diverso, caricandolo con i nutrienti e gli effetti alcalinizzanti delle verdure verdi. Nella fase 2 ci concentriamo sugli aminoacidi, ed esplicitamente, su come fanno aumentare la funzionalità del fegato sano. Gli alimenti ad alto contenuto proteico e a basso contenuto glicemico della Fase 2 sono fonte di nutrimento per il fegato. Il vostro fegato è responsabile di oltre 600 funzioni metaboliche, tra cui la trasformazione di ogni nutriente che mangiate in una forma bioattiva, in modo da renderlo accessibile al vostro organismo. Il fegato è quello che stimola il vostro corpo ad eliminare le cellule di grasso. È una tecnica di base per questa procedura, quindi non perdetevi le registrazioni e le mappe degli alimenti della Fase 2! Sono esplicitamente destinati a stimolare il fegato separando le proteine in aminoacidi e trasformandole in miscele di supporto per il fegato come la carnitina.

Prima abbiamo parlato rapidamente di carnitina. Si tratta di uno di quei supplementi energetici che aiutano il corpo a liberare il grasso dal sistema circolatorio, in modo che possa essere usato molto bene come fonte di energia. E' come un furgone, o trasportatore, che esaspera il rilascio di cellule di grasso da convogliare legittimamente ai mitocondri nelle cellule. L'80-90% della tua attività digestiva avviene in quel punto, in questo piccolo pezzo della tua cellula. Mangiare gli alimenti che stimolano questa trasformazione da proteine ad aminoacidi a carnitina ci dà immediato accesso a quei brucia-grassi. Quando portiamo il grasso al riscaldatore, può bruciare.

Gli alimenti della fase 2 stimolano la cistifellea, l'organo che separa i grassi, e il pancreas l'organo che separa le proteine (crea inoltre l'insulina che gestisce gli zuccheri nel sangue supportato molto nella fase 1). La fase 2 è inoltre allenamento di entrambi questi organi di base per creare i particolari prodotti chimici digestivi indispensabili nella fase 3 per la digestione dei grassi. Capite come questo è un esercizio metabolico significativo e perché l'insieme di questa ampia educazione della digestione vi permetterà di utilizzare il cibo per farvi sentire più in forma?

La fase 2 inonda anche il corpo di vitamina C che tonifica e rinforza gli organi surrenali che avete semplicemente nutrito nella fase 1. Più i vostri organi surrenali sono a terra, meno ricettivi saranno durante lo stress. La Fase 2 consente di concentrarsi sulle capacità del vostro corpo, rafforzando il vostro centro effettivamente, ormonalmente e interiormente.

Inoltre, le forti verdure verdi che mangerete danno una tonnellata di nutrienti alla tiroide, per esempio taurina e iodio, per favorire la migliore creazione possibile dell'ormone tiroideo da cui dipenderemo per la Fase 3. Allo stesso modo dato che state ancora limitando l'assunzione di grassi, il vostro corpo continuerà a cercare di bruciare per mantenere il rapporto muscolo-grasso.

Durante questa fase, il vostro corpo dispone la maggior parte della massa, ha lavorato con l'alto contenuto proteico che state mangiando. Tuttavia, l'alto contenuto proteico che stai mangiando non è il principale fattore termogenico, così come le verdure verdi alcalinizzanti che mangerai in questi due giorni.

Il vostro corpo è impeccabilmente preparato ad elaborare questa proteina ora, esplicitamente sulla base del fatto che abbiamo appena stimolato i vostri prodotti chimici digestivi durante la Fase 1 ma i composti digestivi stimolati da tutte le verdure della Fase 2 miglioreranno questo impatto digestivo in modo molto più significativo. Al momento possiamo veramente spingere il tutto con le proteine ma dato che nonostante tutto manteniamo il grasso basso, il vostro assorbimento è significativamente più controllato di quanto non lo fosse nella Fase 1.Wow, che esercizio metabolico! In ogni caso, ricordate, è solo per due giorni, poi si passa al successivo periodo di recupero e correzione.

Stiamo fabbricando la capacità del vostro corpo di sostenere costantemente le vostre prestazioni, con l'aiuto di tutti i fitonutrienti presenti in questi vegetali a basso contenuto glicemico. I vegetali verdi, pur essendo alcalinizzanti, sono ricchi di azoto, che è fondamentale per la costruzione dei muscoli. L'azoto permette inoltre al corpo di separare tutte le proteine negli amminoacidi che saranno veicolati ai muscoli per far progredire il mantenimento e il miglioramento muscolare. Tutte le proteine che mangiate saranno consolidate nel vostro corpo. La fase 2 in realtà cambia l'organizzazione del vostro corpo, costruendo i muscoli dove ne avete bisogno e bruciando i grassi dove non ne avete bisogno, prendendo le materie prime e creando un vero santuario che sarà il vostro ambiente interno.

La maggior parte degli individui che amano la carne godono veramente di questa fase, e i precedenti alimenti a bassi carboidrati sono gradevoli anche qui. Se amate una cena a base di bistecca e di verdure miste o di costata di maiale e broccoli o di filetto di sogliola con asparagi, apprezzerete questo momento. Molto probabilmente non sentirete la mancanza di quei carboidrati anche se ne avete semplicemente mangiati un numero significativo durante la Fase 1. Inoltre, ricordate, la Fase 2 va avanti solo per due giorni. Quei due giorni voleranno via quando si considera quanto grasso si sta sbloccando e quanta digestione completa il muscolo che stai costruendo.

Come appare una giornata — Fase 2

Nella fase 2, vi alzerete all'alba e mangerete entro 30 minuti dal risveglio. Avrete una proteina magra e una di natura vegetale, per esempio un'omelette di albume d'uovo con spinaci o pancetta di tacchino avvolta da foglie di lattuga.

Poche ore dopo la colazione, avrete uno spuntino proteico. Se volete potete aggiungerci delle verdure verdi. Potete scegliere carne di bue selvatico a pezzi o carne di manzo con tagli di cetrioli o un paio di pezzi di pollo senza nitrati.

Il pranzo è composto da un'altra proteina e verdura. Si può scegliere il pollo arrosto alla fiamma su letto di verdure miste con lattuga e carichi di verdure della fase 2, o insalata di tonno ripieno di pepe rosso. E ricordate che potete anche avere degli extra da qualsiasi cena della Fase 2.

Per il vostro spuntino serale, avrete la possibilità di avere più proteine - aumentate i pezzi di carne o tre albumi d'uovo a bolle dure o pesce al sedano.

Per cena, avrete un'altra proteina e più verdure. Magari vi piacerà l'ippoglosso alla griglia con broccoli, petto di pollo con asparagi, o Peperoncini e maiale arrosto con spinaci al vapore. Se non siete abituati a mangiare a basso contenuto di carboidrati, la Fase 2 può sembrare spartana, per quanto ricordate: è solo per due giorni e sta facendo cose incredibili per voi! Allo stesso modo, può essere più semplice di quanto si possa immaginare, poiché le cene a basso contenuto di carboidrati in generale reprimeranno la fame, a patto che non vi rimangano sullo stomaco per troppo tempo.

Immagina uno scenario in cui NON TI PIACCIONO GLI ALIMENTI A BASSO CONTENUTO DI CARBOIDRATI.

E se non ti piace questa fase? La fase 2 può essere difficile se amate la frutta, gli amidi, i cereali del mattino ma è solo per due giorni e otterrete molto. Tutto quello che avete fatto per il vostro corpo nella Fase 1 è stato nutrire i vostri sforzi nella Fase 2. Come ho detto, sono solo due giorni. Non c'è bisogno di essere eccitati per la Fase 2. Questo va bene. Noi siamo l'ingrediente della digestione, non ti mandiamo ad parco divertimenti. Se davvero ti disturba mangiare in questo modo vai a sfogarti con qualche peso estremamente alto. Concentratevi sull'esercizio e sentite il bruciore mentre modellate il vostro corpo.

Consideratelo in questo modo: se avete bisogno di un recupero attivo per un problema fisico, probabilmente amate la parte di allungamento della schiena, tuttavia potreste disprezzare le 4.000 flessioni delle dita dei piedi ogni giorno. Tuttavia, entrambi sono fondamentali per il vostro recupero. Alcune sezioni sono intense, ma è tutto parte del processo.

Inoltre, è l'opportunità ideale per la Fase 3, e la apprezzerete.

Fase 3: Scatena il fuoco

LE BASI

Questo è lo stadio altamente salutare - grasso, poco amido, moderato apporto proteico, frutta a basso livello glicemico.

Alimenti ad alto contenuto di grassi sani, per esempio:

- Noccioline e semi
- Olive
- Avocado
- Olio d'oliva
- Cocco

Alimenti proteici ad alto contenuto di grassi in quantità moderate, ad esempio:

- Salmone
- Semi di canapa
- Margarina al sesamo e mandorle
- Hummus

Frutta a basso livello glicemico, per esempio:

- More
- Mirtilli rossi
- Mirtilli

- Pompelmo
- Lamponi
- Limoni e Lime

Verdure a basso livello glicemico, per esempio:

- Carciofi
- Melanzane
- Asparagi
- Spinaci
- Fagioli
- Alghe
- Cavolfiori
- Igname
- Verdure fogliose

Moderate quantità di amidi sporchi, per esempio:

- Grano
- Quinoa
- Riso selvatico
- Pane di grano coltivato
- Cereali
- Pasta di quinoa

Alimenti stimolanti per la tiroide, ad esempio:

- Alghe
- Gamberi
- Olio di cocco
- Aragosta

Alimenti ricchi di inositolo e colina, per esempio:

- Verdure, simili a fagioli scuri, ceci, fagioli e lenticchie
- Noccioline e semi
- Fegato di manzo e di pollo

- Cavoletti di Bruxelles
- Germogli

Istruzioni per l'alimentazione

Se avete iniziato la Fase 1 il lunedì, la Fase 3 sarà sempre il venerdì, il sabato e la domenica. Dalla Master Food List per questa fase, mangerete:

- 3 pasti complete

- 2 spuntini con grassi sani

BREAKFAST	SNACK	LUNCH	SNACK	DINNER
Frutta	Verdure	Grassi/Proteine	Verdure	Grassi/Proteine
Grassi/Proteine	Grassi/Proteine	Verdure	Grassi/Proteine	Verdure
Grano		Frutta		Opzionale:
Verdure				Grano/Amido

Fase 3 ESERCIZI

Fate in ogni caso un giorno di azione antistress come lo yoga o la respirazione profonda o godetevi un massaggio alla schiena durante la Fase 3. Veramente, godetevelo! È tutto tranne che un "movimento" in quanto tale, eppure favorisce il flusso sanguigno verso le zone grasse del corpo, riduce il cortisolo e svolge il lavoro di cui abbiamo bisogno in questa fase.

La fase 3 è energizzante, paradisiaca e innovativa: la fase in cui scateniamo tutta l'intensità di una digestione stimolata e dove ci concentriamo su quelli che mi piace chiamare i "tre termogenici": gli ormoni, il cuore e il calore. Questi tre sono responsabili di ridurre il calore metabolico nel corpo e di stimolare veramente la combustione. In questa fase, dopo quattro giorni di dieta a basso contenuto di grassi, assumerai il grasso per i tre giorni successivi. Il vostro corpo è splendidamente preparato per esso ora - le sostanze chimiche legate al vostro stomaco stanno terminando, i muscoli sono prosciugati, il vostro corpo è lussuosamente curato con integratori alimentari densi e ora, esattamente quando ne avete veramente bisogno, i grassi sani per il cuore vengono liberati, facendo scattare il rapporto muscolo-grasso dei fattori per l'elaborazione energetica. Iniziate a bruciare il grasso che state mangiando, proprio come tutto il grasso che avete scisso nella Fase 2. La Fase 3 è uno stadio di frutta ad alto contenuto di grassi, moderato di zucchero, moderato di proteine e a basso contenuto glicemico.

Nella Fase 3, inizierete veramente a vedere alcuni cambiamenti. Questa è la fase che leviga l'addome e stira la cellulite, che ti fa sembrare unico, che fa sì che gli individui si chiedano: "Ciao, hai perso qualche chilo?". (Ovviamente, avrete la possibilità di rispondere: "Perché? sì. Certo che l'ho fatto") Questa fase riguarda il calore ed è la fase del piano che vi fa apparire attraenti!

La terza fase non è proprio identica alle due fasi iniziali, in quanto è lunga tre giorni piuttosto che due. Potrebbe benissimo essere il periodo più semplice della dieta del Metabolismo Veloce, ma non potrebbe esistere senza la Fase 1 e la Fase 2 che preparano là preparazione.

Per tutta la settimana, hai mantenuto il tuo apporto di grassi estremamente basso, in quanto hai soffocato il tuo corpo con nutrienti provenienti da fonti di zucchero concentrato, cumuli di verdure verdi e proteine di qualità. Senza grassi dietetici ed eccessivo cibo, il vostro corpo ha bruciato i grassi. Avete bruciato grassi e costruito muscoli. Tuttavia, entro il quinto giorno della settimana, il vostro corpo inizia a diventare dubbioso. Aspetta un attimo, pensa. Non ci sono stati molti grassi in arrivo. Forse sarebbe saggio cominciare a metterne via un po'?

Al contrario! Dice la Fase 3. Non c'è bisogno di entrare nel dettaglio. Ecco un po' di grasso per te- un mucchio di grasso dietetico gustoso, magnifico e sano!

Anche se questa fase è ad alto contenuto di grasso, non è ad alto contenuto di un qualsiasi tipo di grasso. Non ci sono cibi canditi o pezzi di cheddar, se non vi dispiace. Piuttosto, la fase 3 si concentra sui grassi sani come avocado, noci e semi, così come l'olio di oliva, semi di sesamo e semi d'uva.

Mangia in questo modo e questo è ciò che accade. Nella fase 2, i nutrienti di ognuno di quei vegetali verdi hanno ristabilito e rinnovato gli stessi organi che sono responsabili di una significativa combustione dei grassi. La cistifellea, nello specifico, preparata dal pancreas, brucia grassi come nessun'altro. Così come si deve avere denaro contante per guadagnare soldi, si deve mangiare grasso per bruciare i grassi, e questo è in realtà ciò che avviene nella Fase 3.

L'energia rilasciata dalla separazione delle cellule di grasso è davvero significativa. Si tratta di denaro nascosto nel caveau sotto il letto del tuo benessere, tuttavia la dieta del Metabolismo Veloce è il vostro piccone e quando si passa, ci sono meravigliosi vantaggi medici per prevenire la malattia, così come il modo in cui ci si sente in questo momento. Gli individui brontolano e piagnucolano e gemono per il grasso sulla pancia, sui fianchi, sotto le mascelle. Dico, bravo! Avete qualcosa da bruciare e tutti i vantaggi da ottenere.

Quando si inizia ad arredare il proprio corpo con un così delizioso, ricco, grande grasso, dopo tutto il lavoro che si è fatto per trovare il grasso da utilizzare nel proprio corpo, attualmente si riposa. Inondate il vostro corpo di grasso dietetico e il vostro corpo dirà: "Ahhhhh, eccolo lì". E poi inizia a bruciare il proprio grasso, direttamente insieme al grasso che stai mangiando! Il grasso dietetico che è così naturale da separare aiuta a liberare un'ondata di catalizzatori che dissolvono il grasso dalla cistifellea e che poi vanno a depositarsi sui vostri depositi di grasso, scoprendoli e lanciandoli nella stufa allegorica. In altre parole, mangiare grasso dopo non averlo mangiato per un paio di giorni ti fa iniziare a bruciare grasso come se non ci fosse un domani. Questo è un caso esemplare del perché, rilassando gli ormoni dello stress, sbloccando i grassi messi via, e liberando gli ormoni che bruciano i grassi, si mantiene la digestione desiderata. Questo è in realtà il motivo per cui la strategia "confonderlo per perderlo" è così funzionale.

Questa tappa è eccezionale e incredibile. Il fiume di grassi buoni e sani si prende cura della vostra mente e del vostro desiderio sessuale, della vostra tiroide e, inoltre, dei vostri organi surrenali. Tutto comincia a mormorare come una macchina oliata a tutto tondo. Poiché i grassi contengono più energia dei carboidrati o delle proteine, durante la Fase 3 si può assistere a una marea di energia. Il flusso sanguigno aumenta e la digestione comincia a bruciare molto intensamente.Nella Fase 3, due cose estremamente intriganti si verificano senza un attimo di ritardo: la potenza della combustione dei grassi e il superbo impatto allentante di avere un sufficiente apporto di grassi.

Più o meno come lo yoga fa scendere gli ormoni dello stress, così la fase 3 dona al corpo i nutrienti utili per produrre ormoni ostili alle tossine.

Questo bruciare i grassi e la creazione di ormoni è tuttavia un compito impegnativo. Ci si sente meglio, ma d'altra parte è una cosa seria. Una parte della potenza di questa fase è dovuta alla pulizia del corpo da parte di una grande quantità di sostanze tossiche messe via nel grasso che ora sono state rilasciate. Quindi sarà fondamentale bere una tonnellata d'acqua, in particolare adesso, e tenere l'intestino in movimento. Infatti, pensate anche di fare una sauna durante la Fase 3 per aiutare a eliminare una parte delle tossine. È così significativo e indispensabile per far sì che tutto si muova. Questo rilascio di sostanze tossiche si aggiunge al vostro nuovo look più snello, più aderente poiché, quando le sostanze tossiche escono, va via anche la crescita e l'irritazione e persino una parte di quei punti irregolari e ruvidi (altrimenti noti come cellulite). In ogni caso, se non si rilasciano le tossine e il grasso in eccesso, vengono semplicemente riassorbiti nel vostro corpo. Preleverai il grasso dal tuo fianco destro e lo metterai sul fianco sinistro. Toglierai le fossette dalla pancia e le metterai sul sedere. Non è questo il nostro obiettivo. Dobbiamo farle sparire.

Immaginate che quel grasso giallo denso che penzola nel vostro sistema circolatorio (lo avete liberato dalle vostre cellule di grasso nella Fase 2) semplicemente comincia a scomparire. Gli ormoni della Fase 3 aiutano a convertire quel grasso in sostanze idro-solvente senza un grande sforzo da parte dei mitocondri, per l'energia e che può anche essere efficacemente rilasciata attraverso la traspirazione, la pipì e il sangue. Tutto si ammorbidisce all'infinito, bambino, e tu sei sano!

Se la concentrazione di tossine è eccessivamente alta, i reni invieranno un allarme rosso al sistema nervoso, alle ghiandole surrenali, all'ipofisi e alla tiroide, per far tornare indietro le cose. È l'esatto opposto di quello che dobbiamo fare durante la procedura di rilascio, quindi è fondamentale assumere acqua a sufficienza. L'acqua indebolisce le sostanze tossiche, quindi la procedura di escrezione non provoca lo stesso stress.

Indipendentemente da ciò, vedrete a malapena la potenza fisiologica della Fase 3 (in particolare con un adeguato apporto di acqua), poiché sarete troppo occupati a ottenere una carica dai cibi grassi sani e gustosi che amate, simili all'avocado e al salmone, alla margarina di mandorle e alle noci pecan. Potete cucinare con olio di sesamo, fare una doccia di olio d'oliva sui vostri piatti di verdure miste e inzuppare le vostre verdure in hummus o guacamole. E' tutto così ricco, scialbo e saporito - bravo anche per questo!

Durante la Fase 3, vi concentrerete su nutrienti per la digestione focalizzata e rinvigorenti che lavorano rapidamente per eliminare il grasso dal corpo. Per esempio, gli alimenti della Fase 3 sono ricchi di inositolo e colina, cofattori chiave che utilizzano il grasso e lo proteggono dall'essere bloccato nel fegato. Questi nutrienti, che si trovano in ricche somme in tuorli d'uovo e noci e semi grezzi, assomigliano a portieri per il grasso che viene rilasciato. Essi impediscono al grasso di essere riassorbito e aiutano a toglierlo dal corpo, in modo che non venga messo via altrove.

In questa fase mangiamo anche pesce grasso, che abbassa i livelli di cortisolo e favorisce un sano equilibrio ormonale nella tiroide e negli organi surrenali. L'avocado è un'altra stella della Fase 3, e contiene un amido speciale chiamato manahexolose che aiuta l'equilibrio con lo zucchero nel sangue, diminuisce l'ostruzione insulinica e fa divampare la digestione. Vi è inoltre un altro supplemento che si trova in noci grezze e semi che facilita la digestione. Noi li chiamiamo "vibe full fats". Più ci vuole per liberare il cibo dal vostro stomaco, meglio è possibile che la cena stimoli il centro nervoso e l'ipofisi per segnalare al vostro corpo che siete pieni e soddisfatti. Gli alimenti della fase 3 producono anche endorfine, quegli ormoni vibranti che ti fanno sentire come se ne avessi abbastanza e non devi più mangiare.

I grassi presenti nell'olio d'oliva provocano un sensazionale aumento dell'ossidazione o della combustione dei grassi nel corpo, stimolando in particolare la combustione del grasso marrone, che incoraggia il corpo a bruciare più grassi come combustibile. Infatti, non appena si mette in bocca quella ricca margarina di avocado o di mandorle lisce e si inizia a mordere, l'ipofisi inizia a rilasciare ormoni che aiutano a separare i grassi.

Anche la fase 3 contiene una tonnellata di lisina. La lisina è un aminoacido corrosivo che incrementa l'impatto estetico che si ottiene durante la Fase 3, dove la cellulite si raddrizza e i muscoli appaiono sempre più definiti. Questa è una vecchia trovata di Aggie. Integriamo i pony o i manzi con la lisina prima di uno spettacolo per evidenziare la loro definizione muscolare. La lisina può funzionare anche per voi, ovviamente facendovi sembrare più belli. La lisina cerca esplicitamente la cellulite e il grasso superficiale.

Otterrete una tonnellata di lisina per aiutare a fare a meno di quella copertura di grasso che copre tutti i favolosi muscoli che avete costruito e la otterrete negli alimenti della Fase 3, in particolare nelle noci come nocciole e mandorle, semi come semi di sesamo e di zucca, burro di noci e colle (in particolare la colla di sesamo e tahini), noce di cocco, tuorlo d'uovo, e avocado.

Anche se i grassi di tendenza sono alti nella Fase 3, non credere di poter mangiare tutto in questi tre giorni. La Fase 3 è una fase a basso livello glicemico, per una spiegazione significativa. La fase 3 non è semplicemente la fase 1 con più grassi. Nella Fase 1, abbiamo avuto una tonnellata di cibi ad alto contenuto di zuccheri normali che sono tutt'altro che difficili da elaborare. Il grasso è la cosa più difficile da separare, che richiede più energia dal corpo, quindi se aumentiamo molto il consumo di zucchero durante la Fase 3 il corpo non riuscirà a bruciare lo zucchero e non brucerà il grasso. Gli alimenti a basso contenuto glicemico sono fondamentali nella Fase 3. È necessario cospargere abbastanza amidi per sostenere la vostra energia, senza sostituisce l'impatto brucia-grassi.

Questo è lo scopo per cui questa non è l'occasione ideale per mangiare una grande quantità di alimenti coltivati da terra. Vedrete quando farete un analizzerete le mappe dei pasti che avrete un cereale e un frutto per colazione, un frutto per il pranzo e un cereale discreto per la cena, tuttavia i due spuntini non contengono frutta o cereali e il pranzo esclude qualsiasi cereale. È fondamentale attenersi a questo per la Fase 3, in modo che l'incanto brucia-grassi possa avvenire. I carboidrati della Fase 3 servono semplicemente a stimolare la digestione dei grassi.

Anche se questa fase sembra straordinaria, è altrettanto seria per il corpo, nonostante il fatto che si sta conservando il cibo, con l'obiettivo costituente la ragione per cui lo facciamo per tre giorni, e dopo ci fermiamo. Questo è tutto. Ci godiamo una tregua e integriamo carburante utile alla Fase 1 del successivo ciclo di 3 fasi. Potreste davvero godere dei vantaggi di questa fase, ma non rimaneteci per più di tre giorni, perché abbiamo altro lavoro da fare.

Grazie a questo ulteriore cuscinetto sul sedere, sulle cosce e sulla pancia si aiuta il corpo a ricordare come ci si aspetta che funzioni. Il vostro grasso è un dispositivo programmabile! E, mentre lo bruciate, il vostro corpo impara, e ricorda, in modo che, una volta terminata la dieta, continuerete a bruciare il grasso che mangiate e a usare il grasso che conservate come carburante - la vostra digestione funzionerà per come è stata programmata. E non conserverai più grassi di quanti ne devi immagazzinare.

Come appare una giornata —PHASE 3

Nella fase 3, si mangia entro 30 minuti dal risveglio. Avrete un grasso sano, una proteina, frutta, cereali e un vegetale, tutto dalla lista degli alimenti della Fase 3 (vedi questa pagina). Un esempio può essere un'omelette (usate l'uovo intero durante questa fase) con spinaci, pomodori e funghi su pane tostato di grano coltivato, o una ciotola di cereali con mandorle crude, pesche e latte di mandorla oltre ad alcuni tagli di cetrioli o sedano con spremitura di lime e sale.

È tutt'altro che facile incorporare le verdure quando si mangiano le uova, tuttavia, indipendentemente dal fatto che si mangi l'avena o il pane tostato, si dovrebbe includere la verdura. Questo aiuterà a mantenere aperto il trasporto a rilascio di grasso e inoltre migliorerà il sano assorbimento dei grassi. Ci sono così tanti composti nelle verdure che aiutano a prepararle e ne avete bisogno! Avete bisogno di tutte le piccole cellule di grasso nel vostro sedere e cosce per saltare su quel carro chimico per andare a produrre ormoni, muscoli ed energia.

Per uno spuntino si può avere ¼ di tazza di hummus con le verdure, e il pranzo potrebbe essere una piadina di avocado e lattuga di tacchino, o una grande porzione verde di verdure miste con petto di pollo, e un sacco di verdure di fase 3 che portano l'olio d'oliva o il condimento di fase 3 (questa pagina). Potreste anche riscaldare alcuni extra di una cena di Fase 3 - basta assicurarsi di scartare il grano. Poi la cena potrebbe essere cibo fritto in padella per gamberi o stufato di fagioli di avocado.

A volte, la maggior parte delle persone si confonde sul modo migliore per mantenere i grassi per le proprie cene. Nel caso in cui stiate preparando un piatto fritto in padella, potete mettere l'avocado nel piatto di verdure miste? Sì! Dal momento che state includendo solo grassi sani, usateli generosamente. Prendete il cibo fritto in padella, gli avocado, anche la porzione di condimento di verdure miste a base di olio d'oliva. Immergete le vostre verdure in un hummus liscio o in un ricco guacamole. Spalmate il sedano con margarina alle mandorle. È tutto accettabile. Inoltre, è solo per tre giorni. Il grasso che state mangiando sta amplificando la procedura termogenica, quindi fatelo! Per tutto il tempo in cui vi atterrete alla lista dei cibi della Fase 3 verso la fine di questa parte e alle guide per la cena, siate geniali.

FASE 1 LISTA ALIMENTI (scegli bio quando possibile)

VERDURE E INSALATE (FRESCHE, IN SCATOLA O CONGELATE)

Germogli di bambù di rucola Arrowroot

Fagioli: verdi, gialli (cera), Barbabietole francesi

Broccoli, fiori di broccoli, cavoli, tutti i tipi di pesche, carote

Sedano, compresi i cetrioli

Melanzane, Peperoncini verdi, cipolle verdi Jicama

Porri di cavolo

Lattuga (qualsiasi tranne l'iceberg) Misto di verdure

Funghi

Cipolle, rossa e gialla pasticana

Piselli: schiocco, neve

Peperoni: campanella, peperoncino Zucca

Navone, Spinaci, Germogli di spirulina

Patate dolci/Igname, Pomodori

Rape

Zucchine e zucca d'inverno o zucca gialla d'estate

FRUTTA (FRESCA O CONGELATA)

Mele, Albicocche, Pere asiatiche

Frutti di bosco: more, mirtilli, gelsi, lamponi

Cantalupo

Ciliegie

Fichi

Pompelmo

Guava

Melone dolce di rugiada

Kiwi

Kumquats

Limoni

Lime

Mirtilli rossi

Mango

Arance

Papaia a Pesche

Pere

Ananas

Melograni

Fragole

Mandarini

Anguria

PROTEINE ANIMALI

Manzo: filetto, carne di bufalo macinata magra

Pollo: senza pelle, carne bianca disossata, Carne bianca

Delizie senza nitrati: tacchino, pollo, arrosto di manzo, Uova, solo bianchi

Sfizio: pernice, fagiano, faraona, filetto di eglefino

Ippoglosso: filetto, bistecca, filetto di merluzzo giallo

Carne di maiale: Filetto confezionato in acqua

Salsicce senza nitrati: tacchino, pollo, filetto di sogliola

Tonno: bianco, confezionato in acqua

Tacchino: carne di petto, pancetta di tacchino magra macinata, senza nitrati

PROTEINE VEGETALI

Piselli dagli occhi neri Chana dal/lenticchie

Ceci

Fagioli secchi o in scatola: adzuki, neri, burro, grande nordico, rene, lima, marina, pinto, bianchi

Fave, fresche o in scatola

BRODI, ERBE, SPEZIE E CONDIMENTI

Birra

Brodi: carne di manzo, pollo, verdure* Erbe secche: tutti i tipi di pesce

Erbe fresche: tutti i tipi di aglio, fresco

Zenzero, rafano fresco, preparato

Ketchup, senza zucchero aggiunto, senza sciroppo di mais Tisane senza caffè o Senape: preparata, secco

Condimenti naturali: Bragg Liquid Aminos, aminoacidi di cocco, tamari e sottaceti, senza zuccheri aggiunti

Salsa

Condimenti: peperoni bianchi e neri, peperoncino in polvere, cannella, fiocchi di pepe rosso schiacciati, cumino, curry in polvere, noce moscata, sale di cipolla, cacao grezzo in polvere, sale marino, condimenti biologici

Dolcificanti: Stevia, Xilitolo (solo betulla o legno duro) Pasta di pomodoro

Estratto di vaniglia o di menta piperita

Aceto: qualsiasi tipo

CEREALI E AMIDI

Orzo amaranto

Riso integrale: riso, cereali, cracker, farina, pasta, tortillas, Riso integrale, formaggio o latte

Kamut di grano saraceno: bagel Miglio

Farine di frutta a guscio d'Avena: quinoa tagliata in acciaio

Latte di riso, semplice

Farro: pasta, pretzel, tortillas

Grano germogliato: bagel, pane, tortillas Tapioca

Teff e Triticale

Riso selvatico

GRASSI SALUTARI

Nessuno per questa fase

FASE 2 LISTA ALIMENTI (scegliere bio quando possibile)

VERDURE E INSALATE (FRESCHE, IN SCATOLA O CONGELATE)

Asparagi di rucola a radice di freccia

Fagioli: verde, giallo (cera), francese (spago) Fiori di broccolo

Cavoli, tutti i tipi

Sedano

Cetrioli, qualsiasi tipo

Finocchi

Peperoncini verdi, jalapeños

Cipolle verdi

Porri di cavolo di Jicama

Lattuga (qualsiasi, tranne l'iceberg) Misto di verdure

Funghi

Senape

Cipolle, peperoni rossi e gialli

Peperoni: campanella, peperoncini al rabarbaro

Scalogni, Spinaci, Spirulina, Bietole da costa, Crescione acquatico

FRUTTA (FRESCA O CONGELATA)

Limoni, Lime

PROTEINE ANIMALI

Manzo, tutti i tagli magri: filetto, lombata, controfiletto, bistecca di manzo, bistecca alla londinese, bistecca tonda, arrosto di fesa, stufato di carne, macinato magro

Carne di bufalo

Pollo: carne bianca disossata e senza pelle

Filetto di merluzzo e baccalà

Carne di manzo in scatola

Delizie, senza nitrati: arrosto di manzo, pollo, tacchino

Filetto di pesce chirurgo

Uova, solo bianchi

Filetto di platessa

Selvaggina: cervo, struzzo, alce, halibut, filetto di alce

Jerky, senza nitrati: manzo, bufalo, tacchino, alce, agnello di struzzo, tagli magri

Ostriche, confezionate in acqua

Carne di maiale: lombo arrosto, filetto

Salmone: sardine affumicate senza nitrati, confezionate in acqua,

Filetto di sogliola

Tonno, confezionato in acqua

Tacchino: bistecche al petto, pancetta di tacchino magra macinata, senza nitrati

PROTEINE VEGETALI E AMIDI

Nessuna in questa fase

BRODI, ERBE, SPEZIE E CONDIMENTI

Birra

Brodi: carne di manzo, pollo, verdure* Erbe secche: tutti i tipi di pesce

Erbe fresche: tutti i tipi di Aglio fresco, zenzero in polvere, rafano fresco, preparato

Senape: preparato, secco

Tisane senza caffeina

Condimenti naturali: Bragg Liquid Aminos, aminoacidi di cocco, tamari e sottaceti, senza zuccheri aggiunti

Condimenti: peperoni bianchi e neri, cayenna, peperoncino in polvere, pasta di peperoncino, chipotle, cannella, fiocchi di peperone rosso schiacciati, cumino, curry in polvere, cacao grezzo in polvere, noce moscata, sale di cipolla, sale marino, condimento biologici

Dolcificanti: Stevia, Xilitolo (solo betulla o legno duro) Tabasco

Estratto di vaniglia o di menta piperita

Aceto: qualsiasi tipo (tranne il riso)

GRANI

None this phase

HEALTHY FATS

Nessuna in questa fase

FASE 3 LISTA ALIMENTI (scegliere bio quando possibile)

VERDURE E INSALATE (FRESCHE, IN SCATOLA O CONGELATE)

Carciofi a radice di freccia, Carciofi, Rucola, Asparagi, Avocado, Germogli di fagioli

Fagioli: verdi, gialli (cera), francesi (spago) Barbabietole: verdi, radici

Bok choy, Cavoletti di Bruxelles

Cavolo, tutti i tipi di pesche, Carote, Cavolfiore, fiori di cavolfiore, Sedano

Cicoria (indivia riccia), cetrioli

Melanzana Indivia, Finocchietto, Finocchi, Peperoncini verdi, Cipolle verdi

Cuore di palma Jicama

Porri di cavolo, rape

Lattuga (qualsiasi, tranne l'iceberg) Misto di verdure

Funghi Okra

Olive, qualsiasi tipo di cipolle

Peperoni: campanella, peperoncini, Ravanelli

Alga Rabarbaro, Spinaci, Spirulina

Germogli

Patate dolci

Pomodori, freschi e in scatola: rotondi, prugne, ciliegie

Crescione acquatico

Zucchine e zucca d'inverno o zucca gialla d'estate

FRUTTA (FRESCA O CONGELATA)

More, Mirtilli, Ciliegie

Cocco, latte di cocco, panna, mirtilli rossi

Pompelmo, Limoni, Lime, Pesche, Prugne, Fichi d'India, Lamponi Rabarbaro

PROTEINE ANIMALI

Carne di manzo: filetto, bistecche

Carne di bufalo magra macinata

Calamari

Pollo: disossato, carne bianca o scura senza pelle, vongole macinate

Granchio in scatola, carne in grumi

Delizie, senza nitrati: tacchino, pollo, arrosto di manzo, Uova intere

Selvaggina: Halibut, filetto di fagiano, Aringa

Fegato di agnello

Aragosta, Ostriche

Carne di maiale: braciole, lombo

Arrosto di coniglio

Sardine affumicate al salmone, fresche, congelate o senza nitrati, confezionate in olio d'oliva

Salsiccia, senza nitrati: pollo, capesante, tacchino

Filetto di branzino

Gamberetti, Trota

Tonno, confezionato in acqua o olio

Pancetta di tacchino, senza nitrati

PROTEINE VEGETALI

Latte di mandorla, non zuccherato, formaggio di mandorla, farina di mandorle, latte di anacardo

Ceci e fagioli

Fagioli secchi (o in scatola): adzuki, nero, burro, Great Northern, cannellini, rene, pinto, bianco, lima, navy

Latte di canapa, lenticchie non zuccherate

GRANO

Orzo, nero o bianco

Avena: taglio d'acciaio, quinoa vecchio stile

Grano germogliato: pane, bagel, tortillas di riso selvatico

BRODI, ERBE, SPEZIE, CONDIMENTI E INTEGRATORI

Birra

Brodi: manzo, pollo, verdure* frammenti di carruba

Erbe secche: tutti i tipi di erbe secche, Erbe fresche: tutti i tipi di erbe fresche, Aglio fresco

Zenzero, rafano fresco, preparato

Ketchup, senza zucchero aggiunto, senza sciroppo di mais, Senape, preparato, secco

Condimenti naturali: Bragg Aminos liquido, aminoacidi di cocco, tamari, Tisane non caffeinate

Sottaceti, senza zucchero aggiunto, Salsa

Condimenti: peperoni bianchi e neri, cannella, peperoncino in polvere, fiocchi di peperone rosso schiacciati, cumino, curry in polvere, sale di cipolla, cacao grezzo in polvere, curcuma, sale marino, condimento biologico

Dolcificanti: Stevia, Xilitolo (solo betulla o legno duro)

Pasta di pomodoro

Salsa di pomodoro, senza aggiunta di zucchero

Estratto di vaniglia o di menta piperita Aceto: qualsiasi tipo (tranne il riso)

GRASSI SALUTARI

Avocado, Hummus

Maionese, cartamo

Frutta a guscio, crudo: mandorle, anacardi, nocciole, noci pecan, pinoli, pistacchi, burri e paste di semi, crudo

Oli: cocco, semi d'uva, oliva, sesamo, sesamo tostato (asiatico) Semi, crudi: lino, canapa, zucca, sesamo, girasole

Tahini

*Nota: Tutti i brodi, se possibile, devono essere privi di additivi e conservanti.

Capitolo Cinque: La dieta mediterranea

La dieta mediterranea - una dieta di alimenti non manipolati, abbondante in grande varietà di vitamine e nutrienti che promuovono la salute - è il piano dietetico perfetto per la salute a lungo termine del cuore e il controllo del peso. Diversi test clinici preliminari hanno mostrato il suo effetto benefico. Senza dubbio, la svolta venne dalla Spagna e pubblicata nel New England Journal of Medicine (25 febbraio 2013), in cui si cercava di contrastare i benefici di una dieta mediterranea contro quelli di una dieta ipocalorica. L'indagine è stata interrotta dopo 4,8 anni a causa di una diminuzione altamente significativa del 30% nelle principali malattie cardiovascolari (insufficienza respiratoria, ictus e morte) negli individui che seguirono la dieta mediterranea. Come descritto nel New York Times del 2 marzo 2013, gli specialisti clinici hanno detto: "Questo è un punto di svolta nel campo dell'alimentazione". Proprio perché, una dieta è parsa avere un impatto sorprendente quanto i farmaci nel prevenire la principale causa di episodi coronarici, ictus e il decesso di pazienti, reduci di malattie cardiovascolari".

Di seguito è riportata una breve sintesi di una parte degli altri importanti test clinici preliminari che mostrano il prezioso effetto della dieta mediterranea sulla salute cardiovascolare:

Lo studio dei sette paesi

Questa svolta ventennale dal Dr. Ancel Keys che dimostrò che una dieta povera di grassi animali saturi e di alimenti manipolati era correlata ad una bassa frequenza di mortalità per malattie coronariche e cancro. A partire dalla fine del 1950, la ricerca ha seguito quasi 13.000 uomini provenienti da sette nazioni diverse (Italia, Grecia, Jugoslavia, Paesi Bassi, Finlandia, Stati Uniti e Giappone). Gli uomini che vivevano nel distretto mediterraneo avevano la frequenza più ridotta di malattie coronariche e l'aspettativa di vita più lunga. Gli uomini greci avevano il 90% di probabilità in meno di contrarre una malattia coronarica improvvisa, in contrasto con gli uomini americani!

Studio cardiaco della dieta Lionese

Questa indagine ha messo in paragone una dieta mediterranea con una dieta di controllo che assomiglia a quella americana. Fase 1 la dieta di controllo nei reduci di malattie coronariche non mostra miglioramenti significativi delle condizioni di salute. Fase 2 la dieta mediterranea è riuscita essenzialmente a garantire una migliore garanzia contro le insufficienze respiratorie intermittenti e la morte. La dieta mediterranea è stata correlata con un pericolo di morte diminuito del 70% e un pericolo di patologie cardiovascolari diminuito del 73%.

Lo studio DART

Questa indagine, su oltre 2.000 uomini reduci di insufficienze respiratorie, ha dimostrato la tesi che i pesci grassi, ad esempio salmone e pesci ricchi di grassi insaturi omega-3, sono una difesa contro le malattie coronariche. I risultati hanno mostrato che un'assunzione non eccessiva di pesce grasso due volte alla settimana (circa 300 grammi per ogni settimana) ha diminuito il pericolo di malattie coronariche passando al 32% e in generale diminuendo del 29%.

Studio sulla dieta indo-mediterranea in Singh

Questo studio ha analizzato 499 pazienti con tendenza variabile per le malattie coronarica in un regime alimentare indo-mediterraneo ricco di frutta, verdura, cereali integrali, noci pecan e mandorle. L'indagine ha rilevato che il cambiamento della dieta ha portato ad una diminuzione del colesterolo sierico ed è stato correlato con una diminuzione significativa di incidenza di insufficienza cardiovascolare e morte per infarto. I soggetti sono risultati meno inclini a sviluppare patologie cardiovascolari rispetto a quelli che seguono una dieta tradizionale.

Studio sul morbo di Alzheimer

Questa indagine del Dr. Nikolaos Scarmeas e soci della Columbia University Medical Center di New York ha dimostrato che una dieta mediterranea ha diminuito il pericolo di sviluppare il morbo di Alzheimer del 68%. Un'altra indagine di questo stesso gruppo ha dimostrato che nei pazienti con il morbo di Alzheimer che hanno seguito una dieta mediterranea si è assistito ad una diminuzione della mortalità.

Studio della sindrome metabolica

Questo studio della Dott.ssa Katherine Esposito e collaboratori dall'Italia ha valutato l'impatto di una dieta mediterranea sui pazienti con disturbi metabolici (corpulenza, aumento del glucosio, aumento dello sforzo circolatorio, profilo anomalo del colesterolo e marcatori di infiammazione). Una dieta mediterranea è apparsa migliorare l'insieme dei segmenti della condizione metabolica.

Perché la dieta mediterranea abbassa il pericolo di morte per malattia coronarica al contrario di una dieta americana o occidentale? Ci sono numerose ipotesi. Indagini logiche hanno collegato l'assunzione di grassi saturi e grassi trans all'avanzamento delle malattie coronariche e di diverse infezioni, tra cui il cancro. L'uso di grassi saturi è limitato nella dieta mediterranea e i grassi trans sono assenti. Questa è una notevole differenza che riguarda il funzionamento della dieta occidentale o americano, che contiene una misura non necessaria di grassi saturi e grassi trans. Un lotto considerevole dei cibi presenti nella dieta mediterranea sembrano diminuire l'aggravamento patologico e la ricerca di flussi e riflussi ha mostrato il lavoro urgente che l'irritazione svolge a seguito di malattie coronariche, cancro, diabete e un aumento di diverse malattie. È interessante notare che la normale dieta americana (occidentale), con i suoi alti livelli di grassi saturi, grassi trans e grassi omega-6, fa progredire l'infiammazione e aumenta la frequenza delle malattie coronariche e un numero enorme di infezioni diverse iniziate e peggiorate da una condizione di aggravamento incessante.

Qualunque siano le ragioni, ho visto la ricchezza della dieta più e più volte nella mia pratica di diagnosi delle malattie cardiovascolari in Miami. Inoltre, adeguando la dieta mediterranea convenzionale al nostro stile di vita all'avanguardia, ho fatto una dieta deliziosa e semplice per la salute a lungo termine.

Come è stata adattata la consueta dieta mediterranea? La scienza sana ha scoperto modi nuovi ed energizzanti per preparare il cibo. Per esempio, i burri ricchi non idrogenati creati di recente sono una straordinaria e più benefica sostituzione del burro o della margarina in cucina e nella cucina (non contengono grassi trans e rafforzano la salute del cuore dando grassi omega-3 e steroli vegetali). Un altro modello è la presenza del succo di melograno, che ultimamente è diventato noto per la sua capacità di abbattere la pressione sanguigna e contribuire a cambiare lo sviluppo di depositi di grasso (aterosclerosi) nelle nostre vie circolatorie. Con e per, gli elementi essenziali di una dieta mediterranea convenzionale rimangono inalterati: un'ampia varietà di nuovi alimenti interi non manipolati, il più spesso possibile accompagnati da un bicchiere di vino in un ambiente informale con i propri cari.

Indaghiamo sui componenti di base della dieta mediterranea e sui loro principali vantaggi medici.

Cereali integrali

I cereali integrali (non raffinati) sono un pezzo indispensabile della dieta mediterranea e sembrano diminuire il pericolo di malattie coronariche, diabete e cancro. Un pezzo di grano intero è composto da uno strato esterno, il grano (fibra), uno strato centrale (amidi complessi e proteine), e uno strato interno (vitamine, minerali e proteine). La via della raffinazione, di base al di fuori della zona mediterranea, devasta lo strato esterno e interno del grano, portando a cereali che hanno bisogno di fibre per combattere le malattie e le sostanze fitochimiche. I tipici cereali integrali che sono normali nella dieta mediterranea sono cereali, kasha, quinoa e grano.

Frutta e Verdura Nuova

Andate in un qualsiasi mercato del bacino del Mediterraneo e troverete un'abbondante e flessibile varietà di nuovi alimenti locali coltivati da terra. Gli alimenti coltivati da terra contengono un'abbondanza di vitamine, minerali, fibre e amidi complessi che riducono il pericolo di malattie coronariche. In particolare, i fitonutrienti, trasferiti nella pelle dei cibi coltivati da terra, sono integratori vegetali innovativi che aiutano a combattere le malattie e a migliorare la nostra salute. Si suggerisce di mangiare una grande varietà di frutta (arance, mirtilli, mele rosse, spinaci, zucca gialla, ecc.) in modo da ottenere tutti i vantaggi salutari che gli alimenti coltivati da terra possono dare.

Noci

Le noci, simili all'olio d'oliva, sono state un pezzo fondamentale della dieta mediterranea fin da sempre. La frutta a guscio, per esempio, mandorle e noci pecan sono ricche di grassi monoinsaturi e grassi insaturi omega-3, così come grandi fonti di proteine, fibre e vitamine. Le noci sono uno snack incredibile che può aiutare a perdere peso a causa della loro elevata risposta alla fame. Alcuni test clinici hanno dimostrato che l'uso normale delle noci provoca un abbassamento del colesterolo, un minore pericolo di malattie coronariche e una diminuzione critica del pericolo di insufficienza respiratoria.

Fagioli (Legumi)

I fagioli sono sempre consumati nell'area del Mediterraneo e sono una ricca fonte di fibre dissolvibili e insolubili, che aiutano a controllare la fame e a ridurre il colesterolo. I fagioli sono una sorgente sorprendente di proteine e vitamine. L'uso normale dei fagioli riduce il pericolo di malattie coronariche, patologie e diabete.

Pesce

I pesci, predominante nella dieta mediterranea, ci danno una ricca fonte di proteine e grassi insaturi omega-3. Gli Omega-3 grassi insaturi influenzano favorevolmente i livelli di colesterolo e trigliceridi e diminuiscono il pericolo di insufficienza coronarica. Essi contribuiscono inoltre a ridurre l'aggravamento e, con l'uso abituale, diminuiscono il pericolo di morte inaspettata a causa di infarti.

Un ammonimento: Diversi tipi di pesce possono contenere livelli significativi di mercurio e diversi contaminanti, quindi le donne incinte e i piccoli bambini dovrebbero stare attenti. Ebbene, per la maggior parte degli adulti, i vantaggi cardiovascolari dell'uso del pesce superano i pericoli, soprattutto se si scelgono varietà di pesce che danno la misura più degna di nota di grassi insaturi omega-3 e che in generale contengono il minor quantitativo di mercurio. Le scelte migliori sono il salmone, il tonno, l'aringa, le sardine, l'alosa, la trota, la sardina, il flop e il Pollock. Evitare i tilefish, pesce spada, squalo e sgombro, in quanto queste specie di pesci avranno il più alto contenuto di mercurio.

Olio d'oliva

L'olio d'oliva, ottenuto frantumando e poi spremendo le olive, è lo "spirito" della dieta mediterranea e dà quel gusto e quel sapore che è un pezzo forte dei piatti mediterranei. È ricco di grassi monoinsaturi, il tipo di grasso prezioso per la salute del cuore.

Perché scegliere la dieta mediterranea?

Cosa succederà alla mania delle diete popolari?

Gli americani sono stati costantemente catturati dalla "soluzione conveniente" di mangiare meno carboidrati che garantiscono una perdita di peso veloce e supportata. Il problema di queste diete è che non hanno una premessa logica, e non ci sono informazioni a lungo termine che mostrino la loro adeguatezza per quanto riguarda la perdita di peso supportata o la salute a lungo termine.

Credo che questi piani di controllo del peso siano la moda prevalente di mangiare meno carboidrati. La folle astensione dal cibo normalmente garantisce una perdita di peso veloce e semplice, tuttavia la tragica verità è che, anche se una parte di queste diete può portare a iniziare la perdita di peso, il peso è immediatamente recuperato. Morire di fame può portare alla perdita di peso, eppure ti nega le vitamine e i nutrienti di cui hai bisogno e può danneggiare il tuo corpo.

Ecco una raccolta di alcuni noti piani di controllo del peso e dei loro svantaggi:

• Diete a basso contenuto di grassi (Ornish e Pritikin): Queste diete a basso contenuto di grassi, ad alto contenuto di zucchero ed essenzialmente vegane sono difficili da seguire e non sono gradevoli per la maggior parte degli americani.

•Dieta AHA (American Heart Association): Questa dieta a basso contenuto di grassi può indurre una diminuzione del colesterolo alto (HDL) e le malattie coronariche possono progredire a prescindere. La dieta AHA contiene meno grassi monoinsaturi e grassi omega-3 rispetto alla dieta mediterranea ed è correlata con un maggiore pericolo di episodi coronarici e di morte; lo studio sul cuore di Lione ha mostrato una diminuzione del 73% degli endpoint cardiovascolari (insufficienza respiratoria o morte) nei pazienti che seguono una dieta mediterranea rispetto a una dieta AHA Step 1.

•Piani a basso contenuto di zuccheri (Atkins): Non ci sono informazioni a lungo termine che mostrino il vantaggio clinico di seguire questi piani di controllo del peso, e la preoccupazione di aumentare il pericolo di malattie coronariche e patologie rendono questi piani brucia-grassi sospetti per molti esperti. Queste diete sono ad alto contenuto di proteine e grassi saturi e contengono amidi. Essi fanno regolarmente sollecitare un rapido e precoce calo di peso a causa della perdita di acqua, tuttavia questa procedura di perdita di acqua può portare a cambiamenti liquidi ed elettrolitici che possono provocare vere e proprie aritmie cardiovascolari (lesioni della musicalità cardiaca) e la rottura dei reni. L'effetto di questi piani di controllo del peso sui livelli di colesterolo è perverso. Mangiare una misura irragionevole di grassi saturi mentre si seguono questi piani di controllo del peso fa sì che alcune persone sperimentino un notevole aumento del colesterolo cattivo (LDL), in particolare se mantengono il colesterolo ad un tasso più alto del normale.

I prodotti a basso contenuto di amido dimagranti, che provocano una perdita di peso "artificiale" a causa della perdita d'acqua dovuta alla degradazione del glicogeno e alla chetosi (una condizione che si verifica quando non ci sono zuccheri nella dieta), non hanno generalmente successo a lungo termine. Tuttavia, è possibile che siano progressivamente pericolosi, e questo è il motivo per cui numerosi specialisti non li suggeriscono. Una parte dei sintomi annunciati e le complicazioni di questi piani di controllo del peso incorporano un potenziale aumento del rischio di:

- Cancro
- Aritmie cardiache (patologie del battito cardiaco)
- Malattie coronariche
- Carenza di microvitamine
- Disidratazioe
- Diabete
- Colesterolo alto

- Alto CRP (un indicatore di infiammazione)
- Gotta
- Alitosi (fiato pesante)
- Capacità cognitive alterate (memoria)
- Problemi ai reni
- Calcoli renali
- Neuropatie ottiche

Perché scegliere la dieta mediterranea?

La dieta mediterranea - come una dieta uniforme che include grassi sani e zuccheri complessi - offre la migliore alternativa nel caso in cui si spera di mettersi in forma senza rinunciare alla propria salute. C'è un motivo per cui la dieta mediterranea esiste da molti anni! Abbinando la dieta mediterranea con un maggiore esercizio fisico e riducendo lo stress, è possibile mettersi in forma ma anche ridurre il colesterolo, il glucosio e lo sforzo circolatorio - e come avete appena osservato, questo è solo l'inizio dei benefici.

Il segreto della Perdita di peso

La chiave per la perdita di peso è semplice: bruciare un numero di calorie maggiore di quello che si usa. Gli americani divorano un numero così grande di calorie! Mangiamo pasti enormi e poi mangiamo la sera mentre ci sediamo e guardiamo la TV. Questo apporto calorico eccessivo, unito al nostro stile di vita inattivo, è la motivazione alla base del motivo per cui l'obesità è un significativo pericolo per la salute in generale.

Dovremmo capire come mangiare in modo intelligente. Per cominciare, dobbiamo limitare i pezzi di cibo che mangiamo. Nel corso degli anni, le dimensioni dei pacchi alimentari e delle porzioni di cibo sono aumentate. Il ciambellone normale attualmente misura da quattro a cinque once (lo stesso da quattro a cinque tagli di pane), i dolcetti sono grandi come piattini, e una richiesta di pasta in un caffè una volta si sarebbe occupata di un gruppo di quattro. Per capire cos'è una porzione "normale" di un piatto, controllate il nome del cibo. Probabilmente rimarrete sbalorditi nello scoprire che la "singola" porzione di cibo in bundle che avete accettato e che era per uno è in realtà prevista per almeno due. Non dovete valutare e misurare gli alimenti, ma usare il buon senso, e cercare di capire come distinguere i segmenti giusti. Per esempio, un'arancia di medie dimensioni ha le dimensioni di una pallina da tennis, e un pezzo di carne da tre once ha le dimensioni e lo spessore di un mazzo di carte.

In secondo luogo, dobbiamo bruciare più calorie essendo più attivi - non c'è altro metodo per farlo!

In terzo luogo, dovremmo sostituire il cibo preparato, zucchero raffinato, grassi trans, e grassi saturi con cibi integrali più vantaggiosi, a basso contenuto calorico, come nella dieta mediterranea.

Gli individui che vivono in un luogo mediterraneo e seguono una dieta e uno stile di vita mediterraneo sono meno grassi dei loro partner americani per vari motivi:

- L'esercizio fisico è parte integrante della quotidianità.
- Il consumo di alimenti ad alto contenuto di fibre, simili a frutta, verdura, fagioli, noci e cereali integrali, provoca un'elevata sazietà: un senso di pienezza.
- Grassi trans, che sono correlati con l'aumento di peso e la corpulenza, sono tenuti lontani, anche se i grassi sani per esempio grassi monoinsaturi e grassi omega-3, sono potenziati. L'uso dei grassi, come l'olio d'oliva, le noci e il pesce, stimola anche la sazietà.
- Il consumo di amidi complessi invece di semplici amidi, e l'eliminazione degli zuccheri raffinati legati alla corpulenza, fa sì che il consumatore si senta più pieno.
- Il cibo non è "super-size" nelle nazioni mediterranee come lo è in America. È la natura del cibo, non la quantità del cibo che fa una cena decente!

Abbassa il colesterolo —Metodo Naturale

Nonostante la perdita di peso, uno dei vantaggi centrali della dieta e dello stile di vita mediterraneo è il suo effetto sul colesterolo. La dieta mediterranea abbassa il colesterolo cattivo (LDL), aumenta il colesterolo buono (HDL) e abbassa i trigliceridi. Ho avuto numerosi pazienti che hanno diminuito o sospeso la loro cura farmacologica per abbassare il colesterolo dopo un po' di tempo di dieta mediterranea (ma ricordate, qualsiasi scelta di modificare i vostri farmaci dovrebbe essere fatta dal vostro medico curante). Questo miglioramento del colesterolo chiarisce il vantaggio cardiovascolare di seguire una dieta mediterranea: diminuisce lo sviluppo di depositi grassi nelle pareti delle vie di circolatorie.

Gli alimenti top responsabili per il buon effetto sul colesterolo sono registrati bene - si può assumere un numero significativo di questi come parti chiave salutari della dieta mediterranea!

- Frutta e verdura
- Cereali integrali (pane, avena e così via).
- Olio d'oliva
- Noci (in particolare le mandorle)
- Fagioli
- Proteine di soia
- Pesce d'acqua dolce (e diversi alimenti ricchi di grassi omega-3)
- Vino rosso
- Cannella

C'è una spiegazione per la presenza di un numero così significativo di piante e prodotti vegetali per questo elenco. Anche se il colesterolo viene preso dagli animali, quando mangiamo frutta, verdura e cereali, ingeriamo steroli vegetali (o fitosteroli), la pianta è identica. Gli steroli vegetali sono preziosi perché si immischiano nell'ingestione intestinale del colesterolo, abbassando di conseguenza i livelli di colesterolo. Anche burri vegetali che si trovano sul mercato contengono steroli vegetali e possono abbassare il colesterolo e favorire la salute a lungo termine, soprattutto se utilizzati per sostituire la margarina o il burro.

Inoltre, l'allenamento, un pezzo di base di uno stile di vita mediterraneo, aumenta il colesterolo buono (HDL), fa scendere i trigliceridi, e rende le particelle di colesterolo cattivo (LDL) più grandi e meno inclini a causare l'insufficienza cardiovascolare e l'ictus.

Abbassa lo stress del sangue con la dieta e lo stile di vita

Lo sforzo circolatorio è il termine usato per alludere alla potenza del sangue contro le pareti dei vasi, ed è stimato in due numeri: sistolico e diastolico. Il peso sistolico è il grado di potenza mentre il cuore pulsa, e il peso diastolico è il grado di potenza mentre il cuore si srotola tra un colpo e l'altro. Eravamo abituati a sentire che il peso diastolico solitario era significativo, eppure i due numeri contano in tutte le persone. L'aumento del peso sistolico è un indicatore chiave del vostro pericolo di ictus, in particolare nella popolazione più anziana. Se non si controlla l'ipertensione, anche l'ipertensione può portare a malattie renali, a malattie vascolari e ad un aumento del pericolo di insufficienza respiratoria.

Che cos'è una tipica indagine? Un tempo se inferiore a 140/90 millimetri di mercurio (mmHg), con 120/80 mmHg era perfetto. Indipendentemente da ciò, come indicato dai cambiamenti tardivi delle regole, sotto i 120/80 mmHg è attualmente considerato ideale. L'intervallo tra 120/80 mmHg e 140/90 mmHg è attualmente chiamato preipertensione. Questo cambiamento di regola implica che un numero maggiore di individui è attualmente considerato iperteso o preipertensivo.

È salutare per il vostro battito cardiaco vacilli durante il giorno a causa di esercizi fisici o miglioramenti sconvolgenti, in quanto dovrebbe tornare alla normalità man mano che il vostro corpo cambia a seconda delle circostanze. In ogni caso, se non lo fa, si trasforma in una condizione interminabile chiamata ipertensione (polso aumentato). La condizione è tristemente normale, colpisce oltre 50 milioni di americani.

Mentre c'è un modo di vivere che comprende l'ipertensione, la ragione più ampiamente riconosciuta è la maturità. Con l'invecchiamento, le vene perdono la loro versatilità, o la capacità di crescere e di contrarsi. Quando il cuore si calma e poi si rilassa, questa minore flessibilità può provocare un aumento del peso sistolico e un calo del peso diastolico.

Un altro motivo normale è la tendenza ereditaria, poiché l'ipertensione ha una parte neuro-ormonale che è sotto controllo ereditario. Gli individui con una predisposizione familiare all'ipertensione sono a più alto rischio di sviluppare l'ipertensione a volte a differenza di qualcuno che non ha una predisposizione familiare per questa condizione.

L'ipertensione causata da alcune condizioni curabili è chiamata ipertensione opzionale. Le cause reversibili e salutari sono sorprendentemente normali. La liquirizia, in quanto contiene glicirrizina, una sostanza che può causare il mantenimento del sodio e quindi può provocare l'ipertensione. Sale, liquore e caffeina non necessari possono anche costruire un problema circolatorio, quindi è ragionevole diminuire o smaltire il loro uso.

Altri motivi ausiliari dell'ipertensione possono essere reversibili attraverso la terapia medica. Questi includono il blocco o la coartazione dell'aorta, il tumore dell'organo surrenale (feocromocitoma), o il blocco del decorso renale. Gli individui che ansimano possono avere un'apnea da riposo ostruttiva, una causa dell'ipertensione che ha poche possibilità di cura.

Osservando i potenziali motivi dell'ipertensione, si può vedere che anche qualcuno che sta conducendo un corretto stile di vita potrebbe avere un problema. Questo è il motivo per cui è essenziale una valutazione totale da parte del proprio medico: la diagnosi e l'eliminazione di eventuali cause ausiliarie può ridurre o eliminare del tutto l'ipertensione.

Se non avete cause opzionali, tuttavia, dovreste seguire i cambiamenti del vostro stile di vita, indipendentemente dal fatto che abbiate o meno bisogno di farmaci. Suggerisco un programma a quattro sezioni per ogni mio paziente con ipertensione. I tre segmenti iniziali, come noterete, sono anche i fondamenti della dieta e dello stile di vita mediterraneo: ottimo cibo, esercizio fisico e gestione dello stress. Il quarto, se pertinente, è quello di smettere di fumare.

Nutrizione

Numerosi alimenti contengono nutrienti ottenuti da piante (fitonutrienti) che aiutano ad abbassare lo stress del sangue, quindi è di buon auspicio mangiare una dieta ricca di tali alimenti. Come si è verificato, questi alimenti sono utili per il controllo del peso, che può anche aiutare a ridurre il battito cardiaco. La dieta mediterranea accentua l'importanza di mangiare cibi a foglia sani per il cuore, cereali integrali, olio d'oliva, pesce d'acqua dolce, latticini a basso contenuto di grassi, vino rosso, noci e fagioli, alimenti che possono ridurre le pulsazioni. Ciò che la dieta mediterranea non contiene è altrettanto significativo: è a basso contenuto di grassi saturi, non ha grassi trans, ed è a basso contenuto di sodio - tutti fattori che possono abbattere lo sforzo circolatorio.

Da un bel po' di tempo abbiamo osservato la prova che una dieta mediterranea supporta la salute cardiovascolare e può abbattere lo sforzo circolatorio, e la scienza ha promosso questa ipotesi. Frutta, verdura e noci danno potassio, calcio e magnesio per abbattere lo sforzo circolatorio. L'olio extravergine di oliva rafforza il battito cardiaco causando l'allargamento delle vene. Il vino rosso con un po' di moderazione (un bicchiere da 5 once al giorno per le signore e due per gli uomini) e il succo d'uva rosso o viola possono aiutare a sciogliere le pareti, che possono ridurre lo sforzo circolatorio. Diverse indagini hanno archiviato i vantaggi della gestione del battito cardiaco di un nuovo aglio, senza fondo in una dieta mediterranea. E il pesce è ricco di grassi insaturi omega-3, che sono preziosi per vari disturbi, tra cui l'ipertensione.

Esercizio

Ci esercitiamo troppo poco, il che è deplorevole, in quanto riduce le pulsazioni in diversi modi. Un modo è quello di sostenere la perdita di peso, soprattutto la diminuzione del grasso dello stomaco. Il grasso qui è legato a gradi elevati di una proteina chiamata angiotensinogeno, che può provocare l'ipertensione. L'esercizio fisico rafforza anche il cuore e rende il sistema cardiovascolare progressivamente abile rilassando e allargando le vene. Inoltre, se ci si allena invece di attaccare il frigo come scarico per lo stress, si può sia eliminare l'alimentazione emotiva che mantenere un peso sano.

Gestione dello stress

Lo stress rilascia catecolamine, composti sintetici che predispongono il corpo al movimento fisico e possono così costituire uno sforzo circolatorio. Ci sono prove abbondanti che la prevenzione e la riduzione dello stress possono essenzialmente abbattere il pericolo dell'ipertensione. Lo sappiamo grazie al Dr. Herbert Benson dell'Università di Harvard, che ha avanzato un metodo di riduzione dello stress nel suo libro The Relaxation Response, e dal cardiologo Dr. Robert S. Eliot, che ha istituito il motto "il reattore caldo" per i suoi pazienti che hanno avuto un'ascesa eccessiva del battito cardiaco o dello sforzo circolatorio alla luce dei miglioramenti che mirano solo a una piccola risposta in un individuo normale.

Ci sono molti metodi per diminuire lo stress da osservare: la riflessione soprannaturale, l'auto-mesmerizzazione, le procedure di respirazione, la reazione rilassante di Benson, lo yoga, la petizione e il rilassamento muscolare profondo. Trovate qualcosa che funziona per voi e che vi piace. Anche il vostro programma di attività può diminuire lo stress e migliorare la vostra capacità di affrontare lo stress che vivete. Qualunque sia la tecnica che scegliete, seguitela!

Smettere di fumare

Una parola sul fumo: Smettere! Questa è una decisione facile. Il fumo di sigaretta aumenta il pericolo di contrarre malattie coronariche per una serie di motivi. La nicotina fa bloccare le pareti e il monossido di carbonio del fumo di tabacco diminuisce la misura del sangue ossigenato che arriva al muscolo cardiaco. Il fumo non fa bene, ed è controproducente per uno stile di vita sano. Ci sono numerose strategie che consentono di smettere di fumare, tra cui i fissatori di nicotina o le gomme da masticare, la terapia con gli aghi e la trance, per fare alcuni esempi. Alcune nuove prescrizioni sono inoltre accessibili per aiutare a "calmare l'abitudine". Se non riuscite a smettere di fumare da soli, parlate di smettere di fumare con il vostro medico di base - non lasciate che la vostra salute vada in fumo!

Unire i pezzi

Ci sono numerosi tratti significativi della dieta mediterranea, e anche se ogni parte è responsabile per dare un livello di salute specifico, è il mix del considerevole numero di segmenti che rende la dieta mediterranea così preziosa. Migliore è il modo in cui ogni parte si aggiunge alla salute generale, tuttavia, migliore è il modo in cui tutto funziona.

Questo tratto va più all'interno e più all'esterno di un paio delle parti più significative della dieta mediterranea. Pertanto, sarete più abili che in qualsiasi altro momento nella recente memoria a prendere le migliori decisioni alimentari per la vostra salute.

Grassi: i Buoni, i Brutti e i Cattivi

Ci sono tre tipi di grassi nella nostra dieta: i grassi insaturi, i grassi saturi e i grassi trans... o d'altra parte i buoni, i cattivi e i brutti.

I Buoni

I grassi insaturi, compresi i grassi polinsaturi e i grassi monoinsaturi, sono grassi accettabili. I grassi insaturi omega-3 e omega-6 sono grassi polinsaturi. Gli omega-3, che provengono da pesce nobile, verdure e noci, sono cardioprotettivi (diminuiscono il pericolo di malattie coronariche). I grassi monoinsaturi, provenienti da noci, semi e olio d'oliva, sono anch'essi cardioprotettivi, ritenuti utili in quanto influenzano positivamente la nostra percentuale di colesterolo e aiutano a ridurre l'aggravamento. Gli oli vegetali (che incorporano diverse misure di grassi mono e polinsaturi) come gli oli di soia, di girasole e di mais, sono neutri il che significa che non hanno alcun impatto, né positivo né negativo, sulla salute del cuore.

I Cattivi

I grassi saturi, che aumentano il colesterolo cattivo (LDL) e aumentano il pericolo di malattie coronariche e cancro, sono grassi cattivi. Si trovano nei prodotti animali per esempio carne rossa, burro, latte, cheddar e grassi, così come gli oli tropicali simili agli oli di cocco e di palma.

I Brutti

Poi ci sono i grassi insaturi Trans, o grassi trans. Questi grassi sono particolarmente pericolosi per la nostra salute, in quanto aumentano il colesterolo cattivo (LDL), abbassano il colesterolo buono (HDL), aumentano l'infiammazione e rendono il sangue legato a cluster di struttura. L'uso di grassi trans è stato collegato a malattie coronariche, disturbi e diabete.

I grassi trans si trovano negli alimenti come la margarina, nelle patatine fritte, nelle patate, nei dolci, nelle cialde, nei prodotti preparati e nei cibi solidificati. I grassi trans non si riscontrano normalmente. Sono fabbricati prendendo oli - principalmente oli vegetali - e facendoli passare attraverso una procedura chiamata idrogenazione, processo che dilata i tempi di scadenza per la vendita industriale.

Il problema più grave della dieta americana è che mangiamo un sacco di grassi saturi e grassi trans. In realtà, alcune nazioni hanno davvero limitato i grassi trans dal loro cibo in modo flessibile! Fino a quando l'America non farà lo stesso, la strategia migliore è quella di concentrarsi sulle etichette dei cibi, evitare cibi che contengono grassi trans o olio parzialmente idrogenato e interrompere il nostro uso di grassi saturi.

Carenza di Omega-3: Lo scorbuto del nostro tempo

E' stato proposto che fino al 90% degli americani hanno carenza di omega-3. In quale misura ciò sarebbe possibile? Prima della rivoluzione industriale e del trasferimento dal ranch alla città, la maggior parte del nostro cibo si è sviluppata localmente. I nostri alimenti coltivati da terra erano fonti accettabili di grasso omega-3 e poiché il bestiame da latte vagava libero e si nutriva di erba, anche loro usavano normalmente gli omega-3 che assumevamo quando mangiavamo hamburger. Oggi viviamo in un mondo diverso. Il cibo viene spedito dai ranch ai mercati, e quindi richiede la somministrazione di additivi. La nostra terra è stata svuotata dei suoi nutrienti, e le mucche sono inattive nel procurarsi l'alimentazione, tristemente carente di omega-3.

Perché questo problema? La proporzione di omega-3 a omega-6 nel nostro corpo è fondamentale per il sostegno della salute: il grasso omega-3 è calmante e il grasso omega-6 è molto stimolante. La proporzione di omega-6/omega-3 dovrebbe essere di 1/1; tuttavia, a causa dell'abbattimento dell'assunzione di omega-3 e di un aumento dell'assunzione di omega-6 (in particolare attraverso l'olio di mais e la carne rossa), la proporzione di omega-6/omega-3 nell'americano medio è vicina a 10/1 o 20/1. Questo disagio è correlato con un aumento di:

- Acne
- Allergie
- Aritmie

- Asma
- Cancro
- Depressione
- Diabete
- Disordini del ritmo cardiaoc
- Infezioni cardiache
- Ipertensione
- Infezione interna infiammatoria
- Morte cardiaca improvvisa

La dieta mediterranea cambia questa proporzione dando al vostro corpo sufficienti misure di grasso omega-3 e limitando la misura del grasso omega-6 che consumate.

Amido: Semplice e complesso

Gli amidi sono una fonte di energia e di cibo che è fondamentale per una salute accettabile. Gli amidi di base, come gli snack e le bevande analcoliche, sono zuccheri, che vengono immediatamente assimilati nel nostro sistema circolatorio e danno una pronta fonte di energia. Gli zuccheri complessi come il pane integrale e l'avena e le mele (altrimenti chiamati polisaccaridi o amidi) sono costituiti da lunghi filamenti di zuccheri e vengono separati e utilizzati molto più gradualmente, dando al corpo energia per un periodo di tempo più lungo. Pertanto, sono molto più riempitivi e aiutano a controllare la fame.

Un metodo decente per capire questo riguarda il livello glicemico degli alimenti. L'elenco glicemico è un ordinamento di diversi alimenti che dipende dalla velocità con cui questi alimenti possono costruire glucosio o glucosio in contrasto con il pane bianco, al quale è stato dato un indice glicemico soggettivo di 100. Gli alimenti che aumentano il glucosio più velocemente del pane bianco hanno un record glicemico più elevato di 100; le fonti alimentari che aumentano il glucosio più lentamente del pane bianco sono relegate ad una indice glicemico inferiore a 100. Gli amidi con più fibra e meno zucchero hanno un indice glicemico inferiore a 100, il che significa che vi faranno sentire più pieni. In contrasto con gli amidi di base, gli zuccheri complessi con indici glicemici bassi che migliorano i livelli di glucosio nel sangue e riducono la probabilità di creare diabete e malattie coronariche. (Per fortuna non è necessario ricordare l'indice glicemico degli alimenti; semplicemente seguendo la dieta mediterranea si utilizzerà cibo sano per il cuore non raffinato con un indice glicemico basso).

Acqua: la fonte della gioventù

È fondamentale utilizzare una quantità sufficiente di acqua ogni giorno: almeno sei o otto bicchieri, o 48 once. Quando non beviamo abbastanza acqua ci disidratiamo. Questo fa sì che il nostro sangue diventi più denso e legato a gruppi, il che può portare a una brusca insufficienza coronarica o a un ictus. Gli individui che vivono in atmosfere tropicali hanno bisogno di bere molta più acqua perché perdono più liquidi con il sudore.

Non solo bere acqua per tutto il giorno è un'attività rigenerante, ma può anche aiutarvi a sentirvi più in forma. A volte è difficile riconoscere se si è stanchi o assetati. Se si beve un bicchiere d'acqua e poi si tiene duro per venti o trenta minuti prima di mangiare, si può scoprire che il desiderio di fame è stato eliminato, o almeno è diminuito. Inoltre, l'acqua è indispensabile per la capacità del vostro corpo di lavorare in modo appropriato, dona alla vostra pelle un sano splendore e migliora il tono muscolare. L'acqua tonificante è infatti una fonte di giovinezza.

Tuttavia, l'acqua non è la bevanda principale a cui possiamo accedere. E le nostre diverse scelte?

Prodotti della terra: succhi

Anche se più elevato in calorie rispetto all'acqua, il succo di frutta, gustato con una certa moderazione, ha il suo posto anche nella dieta mediterranea. Il succo di frutta non soppianta la necessità di mangiare frutta intera, che ha fibre e ti fa sentire pieno, eppure può essere al momento una fonte rinvigorente di nutrienti e di agenti antitumorali che combattono le malattie.

Quale succo di frutta scegliere? Bere un'ampia varietà di succhi di frutta può portare in tavola un grande gruppo di agenti come le vitamine, i minerali e i rinforzi cellulari che combattono l'insorgenza di malattie. Il succo d'uva viola e il succo di mirtillo rosso sono fonti particolarmente accettabili di rinforzi cellulari. L'arancia spremuta ha vitamina C, potassio e acido folico. Anche la spremuta di pompelmo ha vitamina C e potassio, ma contiene anche un composto che può interferire con la digestione o la degradazione di specifici farmaci (consultate il vostro medico di base o il vostro specialista se prendete delle prescrizioni).

Anche il succo di melograno è una buona scelta. La notorietà del melograno è in ascesa negli ultimi tempi a causa dell'entusiasmo che si sta sviluppando per i suoi vantaggi medici. Come le altre spremute di frutta, questa bevanda dolce e gustosa è impilata con un mix di agenti antitumorali per un impatto particolarmente potente. Le ricerche hanno scoperto che il succo di melograno aiuta ad abbassare la pressione sanguigna, riduce lo sviluppo dell'aterosclerosi e protegge l'ossido nitrico, fondamentale per mantenere sani i canali coronarici. Il succo di melograno è inoltre una straordinaria fonte di vitamina C e potassio, e contiene meno zucchero di altri succhi di frutta. (Non lasciate però che la stanchezza per il succo di melograno vi desisti dall'utilizzare la frutta stessa; è ideale per mangiare e cucinare).

I succhi di verdura offrono un gran numero di vantaggi indistinguibili dai loro partner fruttati. Il succo di pomodoro e il V-8, ad esempio, sono incredibili fonti di vitamine e minerali a basso contenuto calorico. Questi succhi contengono però molto sodio che può provocare ipertensione e mantenimento dei liquidi. Il succo di pomodoro a basso contenuto di sodio o V-8 è l'ideale - si può aggiungere sale di potassio per il sapore, quando lo si desidera.

Infine, per quanto riguarda i prodotti come i sughi, semplicemente non eccedere, il controllo è la chiave!

Bevande alla frutta - Attenzione!

Numerosi individui usano bevande alla frutta sentendosi in salute. Fate attenzione: queste bevande sono semplicemente acqua zuccherata e hanno un beneficio dietetico prossimo allo zero. Allo stesso modo, queste bevande sono regolarmente pubblicizzate ai giovani e possono aumentarne l'obesità. Tenete presente che la frutta intera abbinata a un bicchiere d'acqua classico è la vostra migliore scommessa dietetica!

Sfruttate al meglio il vostro caffè del mattino, ma non dimenticate il tè del pomeriggio!

Anche se bere qualcosa che contiene caffeina può esacerbare la mancanza di idratazione (poiché ha un impatto diuretico che può provocare la perdita di liquidi), un paio di tazze di caffè al giorno vanno bene, a patto di evitare le ricche bevande di caffè miste. Non lasciate che il vostro rapporto con il caffè vi abbagli dalla possibilità di ottenere una carica da un po' di tè. Sia il caffè che il tè possono essere gustati caldi o freddi, ed entrambi contengono inoltre agenti per la prevenzione del cancro e composti sintetici che riducono il pericolo di diabete, calcoli biliari e calcoli renali. Tuttavia, è il tè che contiene sostanze che aiutano a diminuire il pericolo di malattie coronariche e cancro.

Il tè verde, per esempio, è ricco di polifenoli di catechina, per esempio l'ECGC, un agente di prevenzione del cancro che ha dimostrato di essere due volte più efficace del Resveratrolo (un altro stupefacente rinforzo cellulare che si trova nel vino rosso). L'ECGC abbatte il colesterolo cattivo (LDL), limita i fenomi di trombosi del sangue e ostacola lo sviluppo delle cellule tumorali. Infine, il tè verde è sembrato aiutare nella perdita di peso e, inoltre, aiuta a prevenire i problemi dentali.

Ha importanza il colore del tè? Sia il tè scuro che il tè verde hanno origine da una fonte simile: la pianta di Camellia sinensis dalla fioritura bianca che è impilata nei rinforzi cellulari e dà al tè i suoi vantaggi cardiovascolari. Il tè verde può avere un vantaggio in quanto viene prodotto utilizzando foglie di tè giovani, conferendo un maggiore potere di prevenzione del cancro e potenziando i suoi vantaggi medici. Tuttavia, se preferite il tè scuro, o il tipo di tè che avete a disposizione, non scoraggiatevi a utilizzarlo, dato che è comunque salutare. Lo stesso vale per il tè bianco.

Per ottenere i vantaggi medici più radicati del tè, miscelatelo voi stessi, utilizzando le foglie o un sacchetto di tè, e lasciatelo in infusione nella tazza per tre o cinque minuti (tuttavia alcuni tipo di tè possono richiedere diversi tempi di fermentazione; controllate la confezione). Ricordate che nonostante il fatto che si può godere di tè fatti in casa, il tè non adulterato ha più effetto di prevenzione sul cancro.

Vino, Whiskey, o Birra?

Si diceva che il vino era preferibile al bourbon o alla lager per la salute del cuore. Le indagini cliniche, in ogni caso, hanno dimostrato che tutti i tipi di liquore sono utili per la lotta contro le infezioni cardiovascolari: se assunti con una certa moderazione! L'equilibrio si caratterizza di un bicchiere al giorno per una donna e due bicchieri al giorno per un uomo (un bicchiere: 5 once di vino; 1,5 once di bourbon; 12 once di lager). Alcuni esami hanno proposto che il vino rosso (ricco di Resveratrolo di rinforzo della cellula) ha vantaggi medici aggiuntivi rispetto alla birra o al bourbon. Tuttavia, poiché la discussione si mantiene rispetto al tipo di liquore ideale, l'accompagnamento rimane chiaro:

- L'alcool, in qualsiasi forma, non è in grado di evitare le malattie cardiovascolari nei soggetti che, a partire da ora, decidono di non bere - ci sono approcci migliori per prevenire le malattie coronariche (per esempio, uno stile di vita sano e un trattamento clinico ogni volta che è necessario).
- C'è un aspetto negativo nell'uso di alcolici, in particolare se usati in eccesso (dipendenza, malattia epatica, aumento della comparsa di specifici tumori, cardiomiopatia e problemi di umore cardiaco, incidenti, in particolare incidenti d'auto e così via).
- Se decidete di usare bere alcol, fatelo con un po' di moderazione!

L'uso del vino è stato apprezzato fin dai tempi antichi nei distretti mediterranei del mondo. Da allora e attualmente, non è mai stato consumanto da soli - è stato gustato con cibi saporiti e condiviso tra i propri cari.

Latte: Amico o nemico?

Una delle nostre leggende americane più pervasive è il vantaggio medico di bere almeno tre bicchieri di latte intero al giorno. Oltre ad aumentare il colesterolo a causa della sua componente grassa satura, il latte intero è stato uno dei principali sostenitori del flagello del peso in America e in tutti i paesi del mondo. Si noti che tre bicchieri di latte al giorno contengono 450 calorie e 15 grammi di grassi saturi. Allo stesso modo, ormoni negli animali da latte vengono somministrati per aumentare la loro produzione di latte, così come gli antitossici per prevenire le malattie, sono stati trovati anche nelle analisi del sangue dei consumatori di latte.

L'uso abituale del latte può aumentare il pericolo di:

- Diabete
- Influenze GI sconvolgenti (a causa dell'intolleranza al lattosio)
- Patologie cardiache
- Sclerosi multipla
- Cancro alle ovaie
- Cancro alla prostata

Se dovete consumare il latte, preferite il latte senza grassi o il latte di mandorla con un po' di moderazione è di buon senso. In modo analogo, scegliete yogurt magro o senza grassi e passate dalla margarina e margarina all'olio d'oliva o a un burro vegetale senza grassi per le vostre altre esigenze casearie. Infine, per tutti voi dessert addicted là fuori, prendete in considerazione la possibilità di non consumare latte freddo grasso o un nuovo sorbetto alla frutta - il vostro cuore vi benedirà!

Non rinunciare al siero di latte

Il latte non è poi così male, comunque. Il siero di latte, se si considera come scarto della produzione di cheddar, è attualmente apprezzato come uno snack di alta qualità, ricco di proteine, a basso contenuto di grassi e lavorato in modo manuale.

Conosciuto come proteina "rapida", il siero del latte fornisce un ampio gruppo di vantaggi medici, oltre la velocità con cui viene conservato. Gli amminoacidi, i "mattoni del corpo", sono importanti per lo sviluppo e la fissazione dei tessuti, e la particolare miscela di queste sostanze del siero del latte bilancia il glucosio ed eleva il benessere generale. Per quanto riguarda la salute del cuore, il siero del latte è stato ritenuto utile per il colesterolo, aumentando il colesterolo buono (HDL) e riducendo i trigliceridi. Le proteine del siero di latte favoriscono inoltre lo sviluppo di muscoli magri e aiutano a consumare il grasso dello stomaco.

I prodotti caseari ordinari contengono lattosio, che è lo zucchero del latte, tuttavia il siero del latte è senza lattosio ed è una scelta utile per gli individui intolleranti al lattosio. La proteina del siero del latte è comunemente salutare; tuttavia, dovrebbe essere consumata con una certa moderazione, in quanto l'uso eccessivo di proteine può causare disabilità renale. Per la stragrande maggioranza, un frullato di proteine del siero del latte o un frullato di proteine del siero di latte costituisce un pasto sostitutivo, o uno spuntino da sgranocchiare un paio di volte alla settimana. Nonostante una dieta sana e un modo di vita sano, sono salutari; tuttavia, assicuratevi di parlare di questo con il vostro medico di base.

Radicali liberi: Il risultato di una dieta e di uno stile di vita americano tossico

Se tagliate una mela nel mezzo e la lasciate sul vostro davanzale, diventa di un colore terroso in maniera sorprendentemente veloce. Un tubo di metallo lasciato all'esterno durante l'acquazzone vedrà i suoi componenti arrugginire a tempo debito. Questo processo si chiama ossidazione - e si verifica anche nel nostro corpo.

I radicali liberi sono un pezzo chiave di tutto questo. I radicali liberi sono molecole capricciose che vengono rilasciate in modo persistente come scarto dell'ossigeno, in quanto l'ossigeno viene utilizzato come carburante nel corpo umano. In uno ione stabile, il nucleo è circondato da una nebbia di elettroni combinati. I radicali liberi, curiosamente, sono ioni che contengono un numero dispari di elettroni, il che significa che risente della perdita di un elettrone. Lungo queste linee, i radicali liberi sono eccezionalmente traballanti ed estremamente ricettivi. Quando i radicali liberi entrano in contatto con altre particelle, prendono i loro elettroni per soppiantare quello mancante, creando nuovi radicali liberi e dando inizio ad una risposta a catena continua. E' un processo simile che fa sì che le mele diventino color terra e si arrugginiscano. Nel corpo umano, provoca danni ai tessuti a livello cellulare, influenzando il DNA, i mitocondri cellulari, e la pellicola cellulare, e a lungo termine causando la morte delle cellule. Questo, quindi, richiede sia la maturazione e l'infezione. Inoltre, la liberazione incontrollata di radicali liberi può indurre ostruzioni significative di grasso nei canali circolatori (aterosclerosi), proprio come nelle trombosi sanguigne.

Oggi il corpo umano presenta a molti più inquinanti ecologici esterni di prima. Questi inquinanti vanno in giro impetuosi, duplicando migliaia di volte.

Casi di tossicità che portano ad avvelenamento:

- Inquinanti atmosferici, (ad esempio, monossido di carbonio, fumo di tabacco e dei gas di scarico dei veicoli).
- Raggi solari ultravioletti
- Pesticidi
- Radiazioni ionizzanti da fasci di raggi X e strategie come i controlli CAT
- Radiazioni da schermi TV e PC
- Eccessivo usi di liquori
- Alimenti alterati
- Grassi trans

E 'stato anche dimostrato che utilizzando una dieta ad alto contenuto di grassi sollecita l'aumentato di gradi elevati di radicali liberi chiamati perossidi lipidici (radicali liberi a forma di grasso), una dieta a basso contenuto di grassi diminuisce la creazione di perossidi lipidici.

Da dove vengono gli antiossidanti e come funzionano?

La regolare creazione interna dei radicali liberi è un processo naturale e il nostro corpo ha sviluppato una caratteristica varietà di integratori di rinforzo cellulare che aiutano ad ottenere il controllo dei radicali liberi, proteggendoci da un'ampia gamma di danni. Tuttavia, stiamo includendo migliaia di radicali liberi nel nostro corpo attraverso tossine naturali, e il nostro corpo non è preparato ad affrontarle. Questa è la ragione per cui è così imperativo assumere rinforzi cellulari extra come cibi a foglia. Se non riceviamo abbastanza agenti per la prevenzione del cancro, il nostro corpo sarà a serio rischio.

I rinforzi cellulari sono la struttura di protezione del corpo: combattono ed estinguono gli incendi biochimici che derivano da una liberazione eccessiva di radicali. Infatti, gli agenti di prevenzione del cancro possono disattivare i radicali liberi prima che il danno generale possa essere completato. Gli agenti per la prevenzione del cancro sono in grado di dare un elettrone ai radicali liberi, fermando la reazione a catena. Gli stessi agenti per la prevenzione del cancro non si rivelano essere radicali liberi, poiché sono stabili, anche quando perdono un elettrone.

Gli importanti rinforzi cellulari della microvitamina (o vitamina) sono la vitamina E, la vitamina C e il betacarotene. Tuttavia, poiché il nostro corpo non produce queste microvitamine, esse dovrebbero essere fornite attraverso il cibo che mangiamo. L'approccio ideale per proteggersi dagli assalti dell'ossidazione e dei radicali liberi è il cibo. L'uso di un'ampia varietà di alimenti coltivati da terra dà un enorme numero di rinforzi cellulari e fitonutrienti che lavorano insieme per combattere le malattie.

Si consiglia di mangiare in ogni caso da cinque a nove porzioni di prodotti naturali ogni giorno. Vi suggerisco di selezionare un'ampia varietà di colori durante la raccolta di quei cibi coltivati da terra, poiché questo vi garantisce l'utilizzo di una grande quantità di vari fitonutrienti e di agenti per la prevenzione del cancro. Per esempio:

- Le arance danno vitamina C
- I pomodori danno licopene
- Le carote danno beta-carotene
- I mirtilli danno antociani
- Gli spinaci danno luteina e zeaxantina
- L'uva viola dà resveratrolo

Nonostante i prodotti del terreno, cereali integrali, noci, fagioli, pesce, e diversi alimenti normali ad una dieta mediterranea aiutano a diminuire il danno dei radicali liberi nel nostro corpo. Essi contengono una vasta gamma di agenti di prevenzione del cancro, per esempio, selenio, zinco e diversi minerali e amminoacidi essenziali. Questi agenti per la prevenzione del cancro lavorano in vari spazi delle cellule per controllare e uccidere i radicali liberi e prevenire le malattie. È l'intera gamma di rinforzi cellulari che collaborano tra loro che fa progredire la salute. Inoltre, migliaia di rinforzi cellulari di cui avete bisogno possono essere acquisite con una dieta sana.

E le vitamine?

La manipolazione degli alimenti elimina tragicamente una notevole quantità di vitamine, sostanze fitochimiche e microvitamine di cui abbiamo bisogno per la nostra salute a lungo termine. L'approccio ideale per assumere queste vitamine e integratori è quello di mangiare cibi interi non manipolati. Tuttavia, le vitamin in pillole potrebbero essere un degno sostituto?

Indipendentemente dai nostri tentativi, non possiamo copiare ciò che Madre Natura fornisce con una dieta sana prendendo pillole di vitamine. L'assunzione di un paio di vitamine in porzioni elevate per rimanere in buona salute semplicemente non funziona. Test clinici non hanno dimostrato alcun vantaggio nel prendere enormi porzioni di vitamine selezionate, la verità è che le vitamine possono essere davvero negative per la nostra salute ogni volta che le assumiamo in dosi enormi. La vitamina A e la niacina, per esempio, possono essere velenose in quantità enormi. Abbiamo bisogno che l'intero pacchetto, un gran numero di vitamine e minerali per la prevenzione del cancro, sia coerete e non esagerato. Un multivitaminico giorno per giorno può essere utile come "strategia di protezione" contro le carenze alimentari ma dato a prescindere dal piano alimentare non ha senso!

Le scatole di olio di pesce, per costruire l'assunzione di omega-3, potrebbero essere un'eccezione. Alcuni test clinici hanno mostrato il beneficio di consumare una quantità soddisfacente di pesce, tuttavia in una grande indagine italiana, oltre 10.000 persone con precedenti malattie coronariche hanno ricevuto olio di pesce o un falso trattamento, coloro che hanno preso i campioni di olio di pesce hanno avuto una diminuzione del 45% del pericolo di morte improvvisa cardiaca. Anche altri test clinici hanno mostrato vantaggi cardiovascolari grazie all'olio di pesce. Un rapporto giapponese ha dimostrato che l'utilizzo dell'olio di pesce nei pazienti con colesterolo alto ha portato ad una diminuzione del pericolo di episodi coronarici e di morte per malattia coronarica, in contrasto con i pazienti che sono stati testati senza olio di pesce.

Quindi è una buona idea assumere integratori di olio di pesce caricato con omega-3? Se l'assunzione di pesce d'acqua dolce è scarsa, può essere utile. Tuttavia, poiché porzioni elevate di olio di pesce possono fluidificare il sangue, non dovrebbero essere assunte senza controllo clinico.

Capitolo Sei: Come e perché scegliere la dieta migliore

Una perdita di peso efficace richiede cambiamenti a lungo termine dei modelli dietetici e dell'attività fisica. Ciò implica che dovete trovare un approccio di perdita di peso che possiate afferrare per sempre. Se si stoppa la dieta e si torna alle vecchie abitudini, la dieta dovrebbe incoraggiarti a non riacquisire lo stesso peso iniziale.

Le diete che ti fanno sentire nervoso o affamato possono farti rinunciare. Molti prodotti dimagranti non supportano i continui cambiamenti del modo di vivere, indipendentemente dal fatto che siate in forma, i chili possono tornare rapidamente una volta che smetterete di mangiare meno carboidrati.

Probabilmente dovrai stare sempre attento al tuo peso. Tuttavia, seguire una dieta più salutare accompagnata da una maggiore attività fisica è l'approccio ideale per stare più in forma, mantenerla il più a lungo possibile e migliorare la propria salute.

Domande da fare prima di scegliere una dieta

Il fatto che una dieta sia famosa o che i vostri compagni la stiano facendo non significa che sia adatta a voi. Fate prima queste domande:

- Cosa è incluso? Il piano dà una guida che si può adattare alla vostra esigenze? Richiede l'acquisto di cene o supplementi non comuni? Offre supporto sul web o di persona? Vi mostra come poter fare cambiamenti positivi e salutari nel corso della vostra vita per aiutare a mantenere il vostro dimagrimento?

- Cosa c'è dietro la dieta? C'è la ricerca e la scienza a sostegno del metodo di perdita di peso? Se vi recate in una struttura per la perdita di peso che formazione, competenza, accreditamenti ed esperienza hanno gli specialisti, i dietisti e gli altri operatori? Il personale collaborerà con il vostro specialista personale?

- Quali sono i pericoli? Il piano può nuocere alla vostra salute? I suggerimenti vanno bene per voi, in particolare se avete un problema di salute o se prendete dei farmaci?

- Quali sono i risultati? Quanto peso saresti in grado di perdere? Il programma garantisce che perderete molto peso rapidamente o che potrete concentrarvi su zone specifiche del vostro corpo? Mostra fotografie che sembrano non realistiche? Sarebbe in grado di aiutarvi a mantenere il vostro dimagrimento dopo un certo periodo di tempo?

Ricerca di una dieta efficace e sicura

È invitante trovarsi coinvolti con garanzie di una rapida e sensazionale perdita di peso, ma una metodologia graduale è più semplice da seguire e batte la rapida perdita di peso il più a lungo possibile. Una perdita di peso da 0,5 a 2 libbre (da 0,2 a 0,9 chilogrammi) in sette giorni è il piano da preferire.

In determinate circostanze, una perdita di peso più rapida può essere raggiunta se è fatta bene - per esempio, una dieta estremamente ipocalorica con controllo o un periodo di inizio rapido di un piano di dieta intelligente.

Una perdita di peso efficace ha bisogno di un impegno a lungo termine per apportare cambiamenti sani nello stile di vita per quanto riguarda l'esercizio fisico, il mangiare e il comportamento. Il cambiamento comportamentale è fondamentale e potrebbe avere l'effetto più rilevante sui vostri sforzi a lungo termine per la perdita di peso.

Assicurati di scegliere un piano con cui puoi convivere. Cerca questi punti salienti:

- Flessibilità. Ciò significa un piano che non limita determinati alimenti o categorie di alimenti, ma incorpora piuttosto un diverso tipo di alimenti di tutte le classi alimentari. Le diete sane incorporano verdure e frutta, latticini a basso contenuto di grassi, cereali integrali, fonti di proteine magre, così come noci e semi. Un piano flessibile dovrebbe permettere degli sgarri periodici e sensati, se lo si desidera. Dovrebbe avere cibi che potete trovare nel vostro supermercato e che amate mangiare. Tuttavia, dovrebbe limitare i liquori, le bevande dolci e i dolciumi ad alto contenuto di zucchero perché le loro calorie non forniscono le sostanze nutritive appropriate.
- Equilibrio. Il vostro piano dovrebbe incorporare nutrienti e calorie soddisfacenti. Mangiare enormi quantità di alimenti specifici, per esempio pompelmo o carne; sicuramente tagliare le calorie o uccidere intere classi di nutrizione, per esempio i carboidrati, può causare problemi di salute. Piani di controllo del peso efficaci e sicuri non richiedono nutrienti o miglioramenti irragionevoli.
- Affabilità. Una dieta dovrebbe incorporare gli alimenti che ti piacciono, che ti piacerebbe mangiare per sempre - non quelli che puoi sopportare in tutto il piano. Se non vi interessa il cibo del piano, se il piano è eccessivamente proibitivo o se diventa estenuante, molto probabilmente non vi atterrete ad esso, quindi la perdita di peso a lungo termine è impossibile.
- Attività. Il vostro piano dovrebbe includere attività fisica. L'esercizio fisico, oltre a ridurre le calorie, può aiutare a dare una spinta alla perdita di peso. L'esercizio fisico offre inoltre

vari vantaggi medici, tra cui la possibilità di contrastare la perdita di massa che si verifica con la perdita di peso. Inoltre, l'allenamento è un fattore significativo per mantenere la perdita di peso.

Pensa alle tue esigenze

Non c'è un piano alimentare o di perdita di peso per tutti. In ogni caso, se pensate alle vostre esigenze, alle vostre preferenze, al vostro stile di vita e ai vostri obiettivi di perdita di peso scoprirete probabilmente un piano che potrete adattare alle vostre necessità.

Prima di iniziare un piano di miglioramento della salute, considera:

- Diete che avete tentato. Cosa ti è piaciuto o cosa no? È vero che eri pronto a seguire la dieta? Cosa ha funzionato o non ha funzionato? Come ti sentivi sinceramente durante la dieta?
- Le vostre preferenze. Volete fare un piano di miglioramento della salute tutto da soli o avete bisogno del sostegno di un gruppo? Se vi piace il supporto di un gruppo, preferite l'aiuto online o le riunioni di persona?
- Il tuo piano finanziario. Alcuni piani get-healthy si aspettano che voi acquistiate miglioramenti o cene, visitare le strutture di perdita di peso o andare a contribuire durante gli incontri. Il costo si adatta al vostro piano finanziario?
- Considerazioni diverse. Avete una particolare esigenza legata al vostro stato di salute, ad esempio siete diabetici, soffrite di malattie coronariche o di sensibilità? Avete prerequisiti sociali o etnici o preferenze alimentari?

Includi il PCP nei tuoi sforzi per perdere peso

Prima di iniziare un piano di miglioramento della salute, parlate con il vostro medico curante. Il vostro medico di base può esaminare i vostri problemi clinici e i farmaci che possono influenzare il vostro peso e darvi indicazioni su un programma. Inoltre, potete esaminare come esercitarvi in modo sicuro, in particolare se avete difficoltà fisiche o cliniche o sofferenza con gli impegni di tutti i giorni.

Insegnate al vostro PCP i vostri sforzi passati per diventare più magri. Siate aperti sulle tendenze, mangiate meno carboidrati che vi attirano. Il vostro medico di base può avere l'opzione di guidarvi alle riunioni di sostegno per la perdita di peso o suggerirvi un dietologo professionista.